「免疫力」があなたを殺す

病院で行われる治療はほぼ
「免疫力を抑える」目的で
行われているという事実！

漢方医・養生医学研究協会会長
村上 文崇

彩図社

まえがき

免疫力は強いほどよい。これは大きな間違いです。

そんなはずはない。免疫は強ければ強いほどよいに決まっているじゃないか！

だって、免疫力が弱いから、かぜを引くんでしょう？

そう思うなら、それは非常に危険な思い込みです。免疫の恐るべき正体を知らないせいで、そういう思い込みをしてしまうのです。


皆さんは、かぜ薬を飲んだことがあるはずです。

かぜ薬は免疫力を強める作用を持つと思いますか？　それとも免疫力を抑える働きを持つと思いますか？

免疫力を強めて、かぜのウイルスを退治してくれるのが、かぜ薬だ。そう言いたい所ですが、実際は逆です。**かぜ薬は免疫力を抑える働きを持つ**のです。

詳しくは本文でご紹介しますが、免疫力を抑えることで、かぜのつらい症状を緩和するのが、かぜ薬の正体なのです。

もしもかぜを引いているときに免疫力を強めると、どうなると思いますか？

かぜがすぐに治る？

違います。

かぜを引いているときに免疫力を強めると、頭痛、発熱などの「かぜのつらい症状」は悪化してしまいます。それだけではありません。最悪の場合は死んでしまうのです。

免疫って体を守るものでしょう？

どうして免疫力が強くなると、体にとって良くないことが起こるの？

不思議ですね。

実は、**免疫は強過ぎても弱過ぎても病気になる**のです。

免疫は、ばい菌、ウイルスなどの敵と戦うための兵器のようなものです。兵器は強いほど頼もしいですね。ですから「免疫力は強いほどよい」という思い込みが生まれるのです。

しかし忘れてはならないことがあります。**戦場はあなたの体の中だ**、ということです。

敵を倒すために強力な爆弾を使うと、敵もダメージを受けますが、あなたの体もダメージを受けます。

それだけではありません。**兵器には「誤爆」があるように、免疫はあなたの体を「誤爆」することもある**のです。

誤爆が起きたとき、兵器が強力であればあるほど、自分自身へのダメージが大きくなります。

自分自身の体の中が戦場ですから、兵器は強力であればよいというものではありません。敵を倒す能力はあるけれども、自分へのダメージは少ない。これが理想なのです。

兵器の力が弱過ぎれば、ばい菌、ウイルスに負けてしまいます。しかし逆に兵器の力が強過ぎると、ばい菌、ウイルスと一緒に自分の体もダメージを受け、ひどい場合には死んでしまうこともあるのです。「免疫力は強過ぎても弱過ぎても病気になる」というのは、そういうことなのです。

つまり**免疫力には「ちょうどよい」レベルがある**のです。

免疫力がちょうどよいレベルよりも弱くなると、命に関わる病気になってしまいます。しかしそのような病気にかかったことがある人は少ないはずです。

免疫力が低下する病気の代表例がＨＩＶ感染による**免疫不全**です。このような病気の患者さんは確かに存在しますが、どちらかと言えば珍しい病気です。

ところが免疫力が強過ぎるせいで病気になったり治療を受けたことがある人は、非常にたくさんいるのです。それどころか、免疫力が強過ぎるせいで何らかの治療を受けたことがない人は、ほとんどいないのです。

例えば先に挙げたかぜ以外にも、花粉症やリウマチなども免疫力が自分自身の体にダメージを与える病気です。つまり、**花粉症の患者さん、アトピー性皮膚炎の患者さん、リウマチの患者さん、その他のアレルギーや自己免疫疾患の患者さんも全て、自分自身を傷つけている免疫の作用を「抑える」治療が必要**なのです。

詳しくは本文で紹介しますが、**病院で処方されるポピュラーな薬の多くは、何らかの意味で免疫力を「抑える」薬**です。

みなさんにとっては意外なことかもしれませんが、病気のつらい症状は多くの場合、免疫力が強く働き過ぎているせいで現れるものなのです。その症状を緩和するには免疫力を「強める」のではなく、免疫力を「抑える」治療が必要なのです。免疫力には「ちょうどよい」レベルがあり、そのレベルより強くなるのは危険な状態なのです。

いま現在、あなたの体に何の問題もないなら、あなたの免疫は「ちょうどよい」レベルです。いまの状態よりも免疫を強くしたり弱くしたりしてはいけません。

いまあなたがするべきことは、免疫が「ちょうどよい」レベルから逸脱しないように心がけることなのです。

この本を読んで免疫のおそるべき正体を理解し「免疫力は強ければよい」という思い込みの呪縛から解き放たれ、正しい免疫ケアを実践していただければ幸いです。

「免疫力」があなたを殺す　目次

2章

免疫のしくみ――免疫は調和だ

3章 免疫暴走の治療

4章

免疫暴走を防ぐ生活習慣

5章 最強の免疫暴走予防は早寝だ！……157

1章

免疫力があなたを殺す

免疫力が弱くて病気になることは意外に少ない

目には見えませんが、私たちの身の回りにはたくさんのばい菌がいます。ですから肉や魚を放っておくと、腐ったりカビが生えたりします。

しかし私たちの体は腐ることはありませんし、生きているウシやブタにはカビは生えません。なぜでしょうか？

それは**免疫がばい菌から体を守っている**からです。

免疫力が弱くなると体にカビが繁殖したり、ばい菌が体の中で増殖するようなことも起こりえます。生きたまま、ばい菌の餌食になるとは、怖いですね。

この怖いことが実際に起きる病気があります。こうした病気にはたくさんの種類がありますが、総称して**免疫不全疾患**《めんえきふぜんしっかん》といいます。

免疫力が正常に働かなくなる病気「免疫不全疾患」

免疫不全疾患には大きく分けて、**先天性免疫不全疾患**《せんてんせいめんえきふぜんしっかん》と、**続発性免疫不全疾患**《ぞくはつせいめんえきふぜんしっかん》の２種類があります。

先天性免疫不全疾患は、生まれつき免疫が損なわれてしまっている病気の総称です。ほとんどは遺伝による病気です。男の子に多く、異常に病気にかかりやすくなるのが特徴です。

先天性免疫不全疾患のことを**原発性免疫不全症**《げんぱつせいめんえきふぜんしょう》ともいいますが、原発性免疫不全症は新生児十万人あたり２人から３人がかかるといわれる、どちらかというと珍しい病気です。そのため、このような病気があることすらご存知ない方も多いのではないでしょうか。

一方、続発性免疫不全疾患は、生まれた後に何らかの原因で免疫が損なわれる病気の総称です。

多くの場合、薬の影響であったり、糖尿病やＨＩＶ感染症などの病気が原因となります。何の前触れもなく、いきなり続発性免疫不全疾患を患うことは、ほとんどありません。

続発性免疫不全疾患の原因になる病気にかかる人は非常に多いので、患者さんの数

免疫不全疾患の２類型

先天性免疫不全疾患	続発性免疫不全疾患
ほとんどが遺伝によるもの	ＨＩＶ感染などの感染症が原因になる
女性よりも男性に多い	糖尿病やがんなどの病気が原因になることもある
若い年齢で発症することが多い	病気の治療が原因になることもある

を比べると、続発性免疫不全疾患の方が、先天性免疫不全疾患よりも多くみられます。

免疫不全疾患にかかると、抵抗力が弱まり、肺炎、中耳炎など、さまざまな感染症にかかりやすくなり、しかも感染症は重症化してしまいます。ひどい場合には肺や皮膚などにカビが繁殖することもあります。

免疫力の低下は本当に怖いですね。

しかし、免疫不全疾患は誰もがかかる病気ではありません。多くの人は生涯一度も免疫不全疾患にかからず、また免疫不全疾患の患者さんを見ることもないでしょう。

免疫暴走による病気

免疫不全疾患にかかると、ひどい場合には体にカビが

免疫不全疾患の具体例

先天性免疫不全疾患	続発性免疫不全疾患
・乳児一過性低ガンマグロブリン血症 ・X連鎖無ガンマグロブリン血症 ・慢性皮膚粘膜カンジダ症 ・ディ・ジョージ症候群 ・X連鎖リンパ球増殖性症候群 ・毛細血管拡張性運動失調症 ・ヴィスコット‐オールドリッチ症候群	・後天性免疫不全症候群(エイズ) ・免疫細胞の異常をもたらす病気(白血病、再生不良性貧血) このほか、がん、糖尿病など、長期間にわたる重い病気はほとんどが続発性免疫不全疾患の原因になります

繁殖する。こんな怖い話を聞くと、免疫力は強い方がよいと思ってしまいます。

しかし、そう思うのは、免疫の一面だけしか見ていないからです。

私たちがよく耳にする病気や症状は、むしろ免疫が強過ぎるせいで起きていることを忘れてはなりません。

免疫が強過ぎて体にダメージが生じることを**「免疫暴走」**と呼ぶことにしましょう。

免疫暴走は非常にありふれた現象です。**誰でも一生に一度どころか、多い人は1年に何度も経験しています。**

これから具体的な免疫暴走の例をご紹介しましょう。きっと「自分も経験したことがあるぞ」とお思いになる人も多いはずです。

免疫力は発熱力

かぜを引くと、熱が出たり頭が痛くなったりします。これは正常な反応だと聞いたことがある人もいらっしゃるでしょう。

全くその通りで、熱が出たり頭が痛くなったりするのは、かぜの原因（多くの場合はウイルス）と免疫が戦うことによって生じる症状なのです。

大切なポイントは、**ウイルスが熱を出したり頭を痛くしているのではない**、という点です。

体の中に敵が侵入して来ると、それを察知して仲間に知らせる役割を持つ細胞がいます。この細胞は敵を察知すると**サイトカイン**という物質を放出します。このサイトカインが発熱や頭痛の原因なのです。

みなさんは「体温を上げると免疫力が強まる」という話を聞いたことはありませ

んか？

これは事実です。人体は実に巧妙にできていて、体の中に敵が侵入すると、体温を上げて免疫力を強め、戦いを有利にするしくみが備わっているのです。

このしくみは少々複雑です。まずサイトカインは**プロスタグランジン**という物質を作らせます。このプロスタグランジンが体温調節中枢に働きかけることで体温が上昇するのです。

免疫力が痛みを強める

またサイトカインには血管を拡張させる働きがあります。血管が拡張すると血液の中に流れている成分が血管の外に出て行きやすくなります。血液の中には敵を攻撃する武器に相当する細胞や特殊な物質が含まれていますから、これも敵との戦いを有利に運ぶための見事なしくみです。

ところがこの巧妙なしくみも良いことばかりではありません。

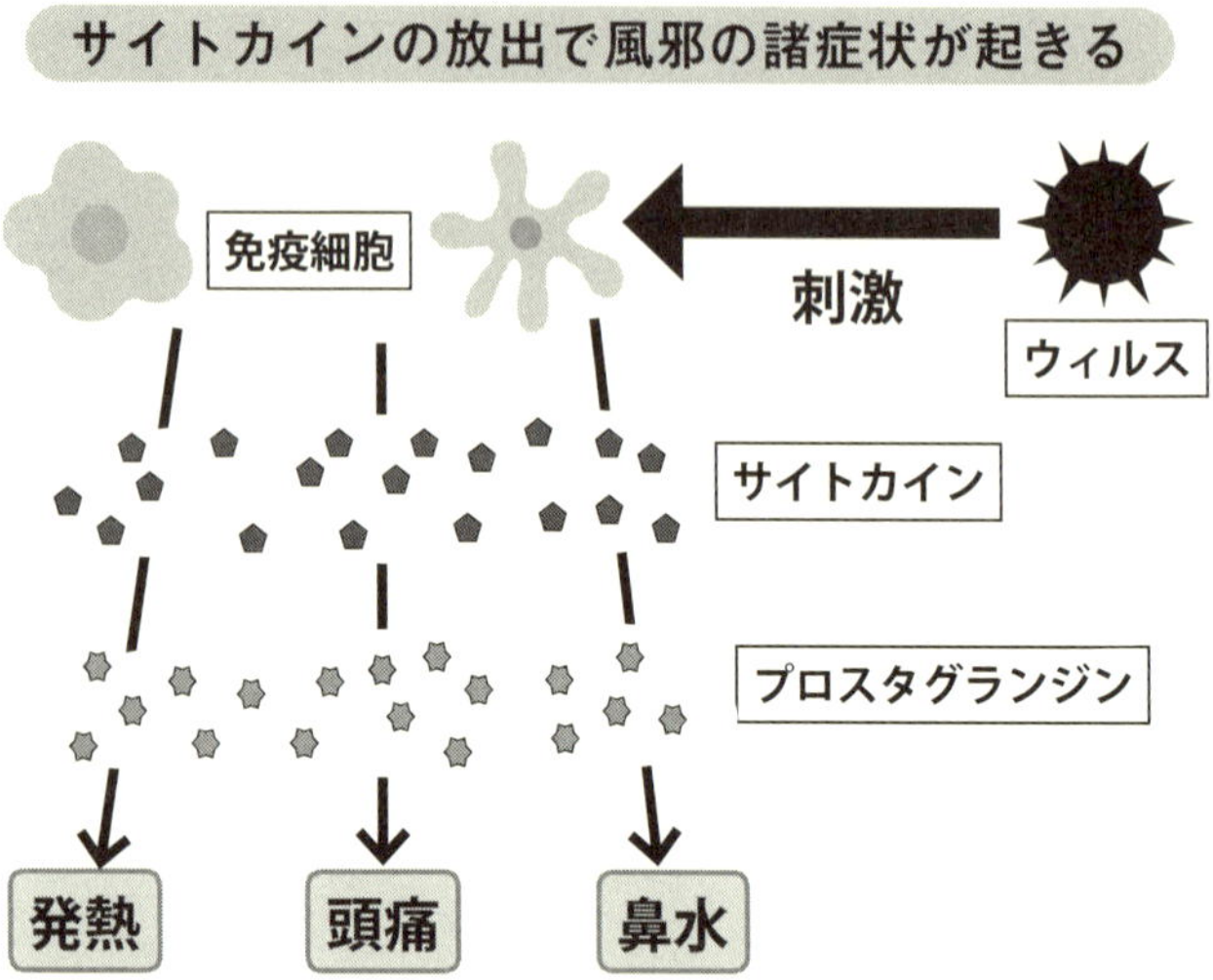

頭の中の血管が拡張すると、頭が痛くなります。しかも先ほどご紹介したプロスタグランジンという物質は、体を痛みに対して敏感にしてしまう作用を持っているのです。

かぜを引くと頭が痛くなるのは、ウイルスのせいではなく、免疫が働いているからなのです。

発熱も頭痛も我慢できるレベルならよいのですが、我慢の限界を超えると、かぜ薬に頼ることになります。

かぜ薬を飲むと熱が下がったり、頭痛が消えたりします。これはかぜ薬がウイルスを退治したからではありません。かぜ薬は、もともと体に備わっている免疫力を和らげることによって、頭痛や発熱などの症状を抑える働きを持つ薬なのです。

限度を超えた頭痛や発熱は免疫暴走の一種です。しかしその程度の暴走はプチ暴走に過ぎません。**もっとひどい免疫暴走は、命に関わる危険性を秘めています。**次にその例をご紹介しましょう。

インフルエンザ脳症は免疫暴走

インフルエンザ脳症という病気があります。たびたびニュースでも取り上げられているので、ご存知の方もいらっしゃるかもしれません。ほとんどの場合、小さなお子さんがかかる病気ですが、成人の死亡例もある恐ろしい病気です。

この病気はインフルエンザに感染してから2日くらいで発症し、けいれん、意識障害、異常行動などの神経症状が現れます。そしてひどい場合には、多くの臓器が働かなくなり（これを多臓器不全といいます）、死亡することもあります。

この病気の怖いところは、急に症状が悪化する点です。発症して2日も経たずに死亡する例もあるくらいです。

また、命は助かっても後遺症が出ることもあります。ニュースで報道されるだけあって、インフルエンザ脳症は非常に怖い病気なのです。

ところでインフルエンザ脳症という名前から想像すると、この病気は脳にインフルエンザ・ウイルスが感染して発症する病気のような気がしませんか？

ところが、インフルエンザ脳症にかかった患者さんの脳内からインフルエンザ・ウイルスが検出されることは、ほとんどないのです。意外なことに、インフルエンザ脳症は、インフルエンザ・ウイルスが脳に感染する病気ではありません。

では何が原因で、どうしてインフルエンザ脳症などと呼ばれているのでしょうか？

免疫の反乱・サイトカインストーム

インフルエンザ脳症はサイトカインストーム、つまりサイトカインの嵐によって発

症するという説が有力です。

このサイトカインストーム発生からインフルエンザ脳症までの流れをご紹介しましょう。

まずインフルエンザ・ウイルスが「のど」に感染します。ここまでは通常のインフルエンザ感染と変わりありません。

ウイルスは種類ごとに感染できる細胞が決まっていて（これを宿主特異性《しゅくしゅとくいせい》といいます）、インフルエンザ・ウイルスの場合、通常は気道上皮細胞（つまり、のど）に感染するのです。

インフルエンザがのどに感染すると、免疫はインフルエンザへの攻撃を始めます。このとき免疫が「ちょうどよい」状態ならば、通常のかぜの症状が出るだけで済みます。

しかし免疫が過剰に反応すると、免疫細胞が大量のサイトカインを放出します。この結果、嵐（ストーム）のように大量のサイトカインが体の中を駆け巡ることになるので、サイトカインストームと呼ばれるのです。

サイトカインストームは、必要以上に免疫がヒートアップした状態、言い換えれば

「免疫暴走」です。

このとき、敵に対する免疫力は非常に強まっているのですが、それと同時に自分自身へのダメージも、取り返しがつかないほど大きくなってしまうのです。

さきほど、サイトカインが血管を拡張させることはご説明しましたが、さらにサイトカインには、血液の水分が血管の外へにじみ出やすくする作用も備わっています。この作用は「適度なら」敵を攻撃するのに役立ちます。しかし度を超すと命すら奪う危険性を持つ恐ろしい作用でもあるのです。

サイトカインストームが起きると、脳の血管から水分がにじみ出し、脳がむくんでしまいます（これを脳浮腫《のうふしゅ》といいます）。

脳は骨で囲まれていますから、脳浮腫が起きると脳の圧が高まります。その結果、脳は逃げ場を求めて延髄を圧迫するようになります（これを脳ヘルニアといいます）。

延髄は生命の維持に重要な自律神経の中枢です。ですから脳ヘルニアが起きると、意識障害が起きるだけではなく、呼吸が停止して死に至ることもあるのです。

インフルエンザ脳症の実態は、インフルエンザ・ウイルスによる脳障害ではなく、免疫暴走だったのです。

サイトカインストームが脳障害を引き起こす

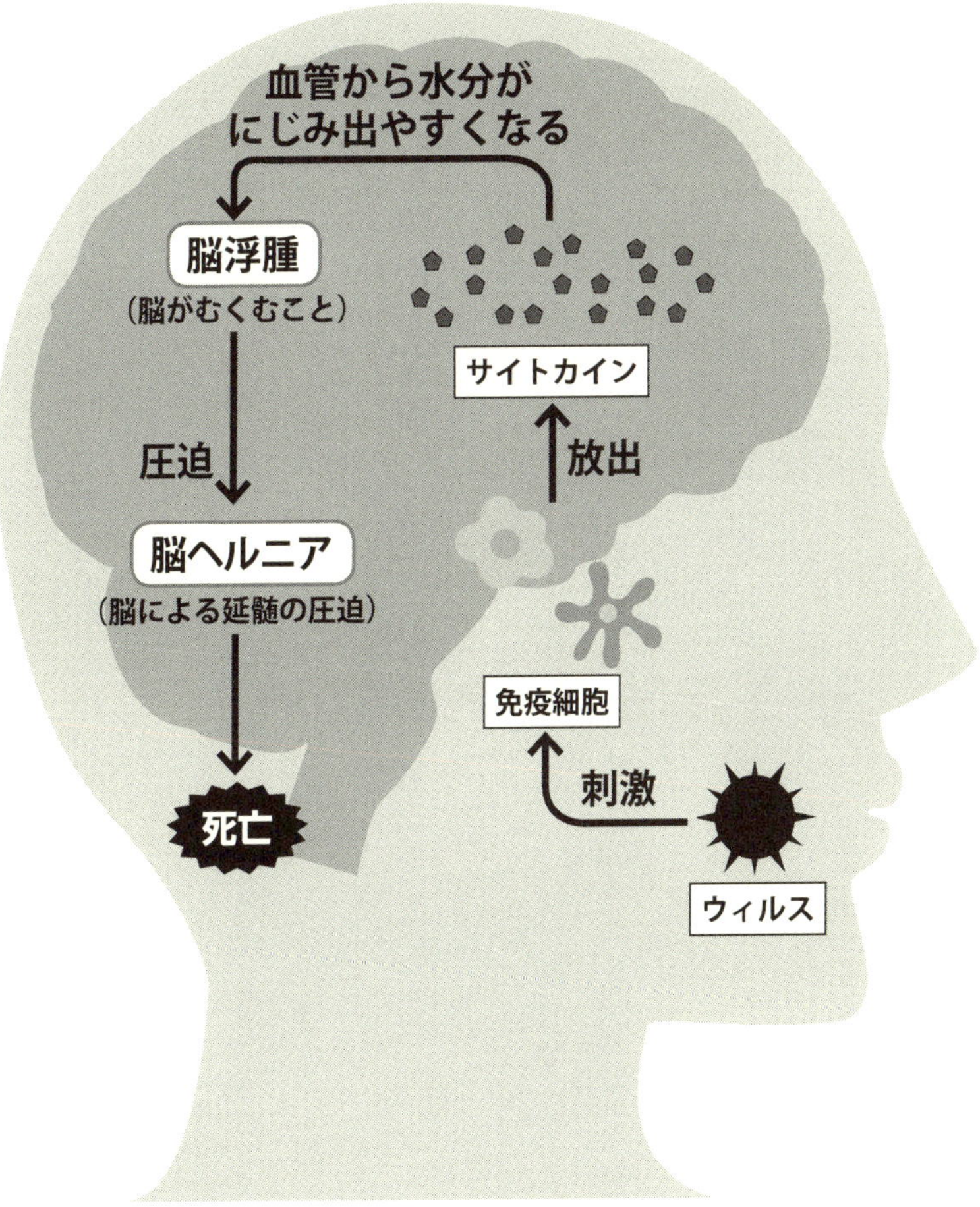

インフルエンザから体を守るのも、インフルエンザ脳症を引き起こすのも、同じ免疫の働きなのです。何が違うかといえば、免疫力の強さが違うだけです。

免疫力は強過ぎないこと、言い換えれば「ちょうどよい」ことがいかに大切か、お分かりいただけたのではないでしょうか？

免疫力を強めるとアレルギー疾患は悪化する

今の日本には、花粉症、喘息、アトピー性皮膚炎などのアレルギー疾患にお悩みの患者さんが非常にたくさんいらっしゃいます。このアレルギー疾患も免疫暴走の一種です。

先ずはアトピー性皮膚炎を例にご説明しましょう。

アトピー性皮膚炎は、ダニや食べ物に対する**「抗体」**が作られることが引き金になって発症します。

抗体は免疫細胞が作り出す、敵を発見するセンサーです。このセンサーは免疫細胞

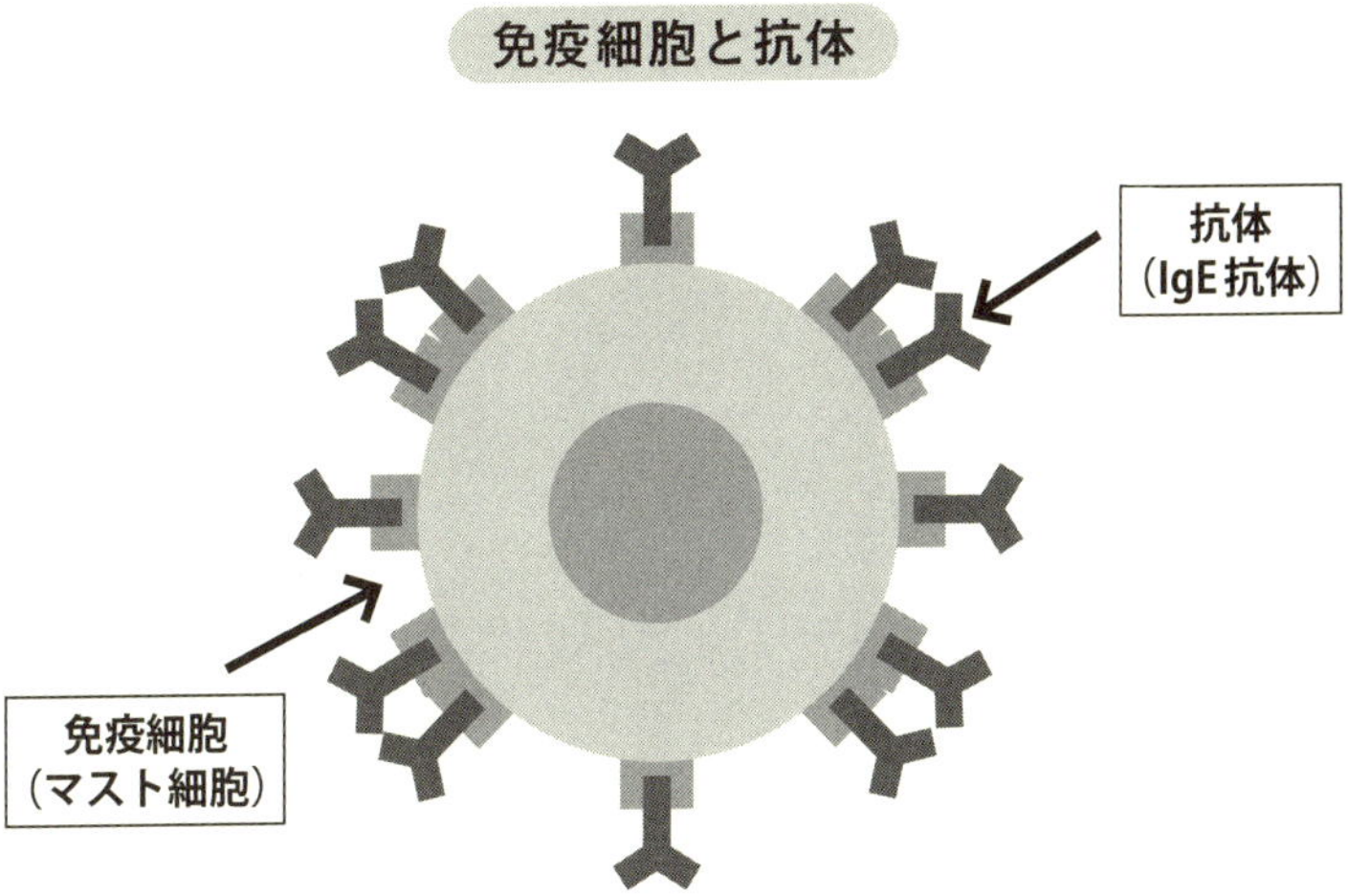

の表面にアンテナのように結合して「敵」の侵入に備えています。

抗体というセンサーには大きな特徴があります。それは、**それぞれのセンサーは決まった「敵」だけに反応する**という性質です。自分が担当する「敵」以外のものに対しては、たとえそれが体にとって害のある物質であっても、無視してしまうのです。

例えば、ダニならダニだけに反応するセンサー、エビならエビだけに反応するセンサー、タマゴならタマゴだけに反応するセンサーがあり、それぞれのセンサーは自分が担当する「敵」以外のものには反応しないのです。

本来なら体に害のないもの、例えばタマゴやコムギなどの食べ物には、このセンサーは作られません。ですから私たちはタマゴを食べても、パンを食べても平気なのです。**ところが免疫が過度に敏感になると、免疫細胞は体に害のないものまでも「敵」とみなして、本来なら必要のないセンサーを作ってしまうのです。**

私たちの身の回りにいくらでもある食べ物やハウスダスト、ダニなどに対するセンサーが作られると、私たちの免疫はいつでも「敵が来たぞ」と身構えた状態になります。センサーが頻繁に反応してしまうからです。

敵を攻撃する合図「ヒスタミン」があなたの体を襲う

では抗体というセンサーが「敵」を発見すると、どうなるのでしょうか？

先ほどセンサーは免疫細胞の表面に結合しているとご紹介しました。このセンサーが「敵」を発見すると、その情報は免疫細胞に伝わります。そうしますと、免疫細胞は「敵が来たぞ」と知らせる物質を放出します。

ヒスタミンとアレルギーの諸症状の関係性

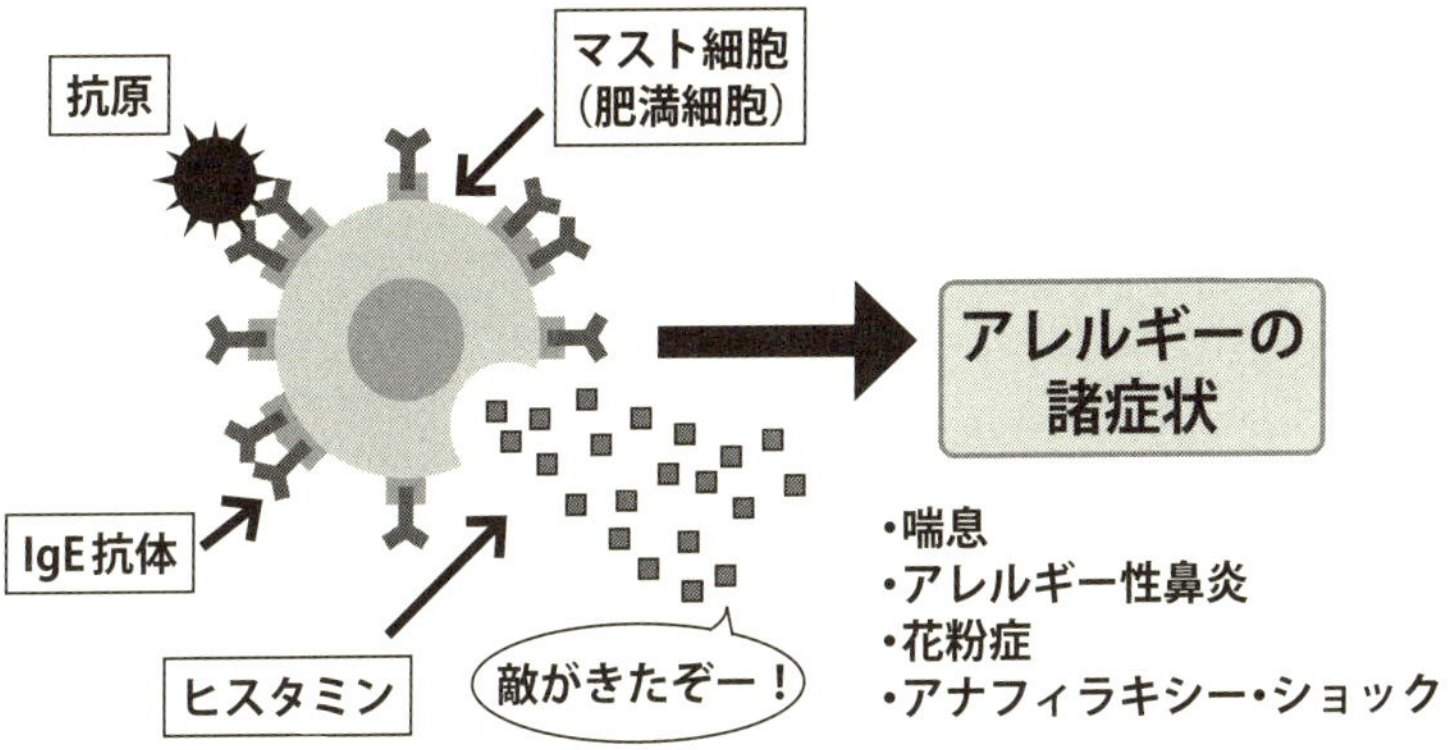

その物質の代表が**ヒスタミン**です。ヒスタミンという名前、聞いたことがあるな、と思われる方も多いのではないでしょうか？

このヒスタミンこそが、皮膚の赤み、かゆみ、腫れなどの症状を引き起こす物質です。**アレルギー疾患のつらい症状の多くはヒスタミンによるもの**ですから、ヒスタミンの名前は医学に関心のない人でも知っている悪玉的な存在です。

しかしヒスタミンが悪いのではありません。本当の敵を攻撃するにはヒスタミンが必要です。さらにヒスタミンには神経伝達物質としての役割や、胃

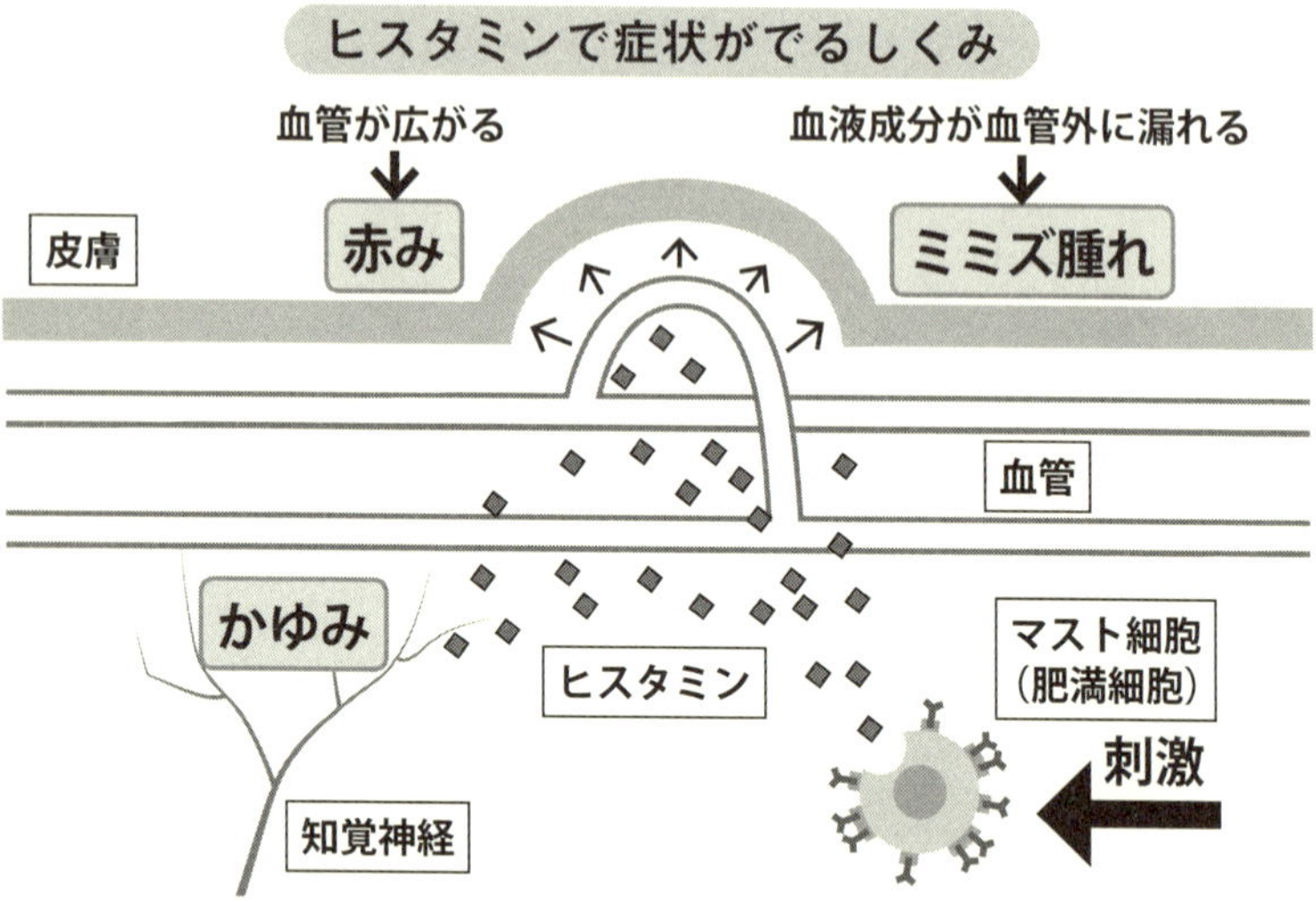

酸分泌を調整するなどのさまざまな役割があるのです。

何が悪いかといえば、ハウスダストのように、どうでもよい物質まで「敵」とみなしてしまうセンサーが悪いのです。

花粉症も免疫暴走

同じことは花粉症についても当てはまります。花粉症の患者さんはたくさんいらっしゃいますが、花粉症の患者さんと同じ空気を吸っていても、まったく問題のない人もたくさんいらっしやいます。

いったい、何が違うのでしょうか？

花粉症の患者さんは花粉に反応するセンサーを持っていますが、そうでない人には花粉に反応するセンサーがないのです。

花粉に反応するセンサーは余計なセンサーです。**本来なら必要のないセンサーが作られてしまうのは、免疫が過度に過敏になっているから**だと言われています。

つまり、これも「ちょうどよい」からの逸脱、言い換えれば「免疫暴走」の一種なのです。

ハチには二度刺されてはいけない

日本にも長野県などで、ハチの子（幼虫）を食べる習慣があるのをご存知でしょうか？ 食用にするのはミツバチではなく、地面にできた穴などに巨大な巣を作るスズメバチです。

ハチの子を食べるには、まずハチの子を集めなければなりません。これは手間のかかる作業です。

スズメバチは肉食なので、カエルの肉などを使っておびき寄せます。エサを食べにきたハチが巣に帰るのを追いかけて、どこに巣があるかを探すところからハチの子探取が始まるのです。

巣を見つけたら煙でいぶして成虫を気絶させ、巣をまるごと掘り出します。大きな巣の中には幼虫がたくさんいるので、これを集めて炒ったり煮たりして食べるのです。残念ながら私は食べたことはありませんが、なかなかの美味だそうです。

ところで、見つけた巣が小さい場合には、中にいる幼虫の数が少ないので、その巣を庭で大きくなるまで育てることもあるようです。

巣の中の成虫は気絶しているだけですから、しばらくすると息を吹き返して、もとのように幼虫にエサを運ぶようになり、巣はどんどん大きくなって幼虫の数も増えるわけです。そうしておいてから「収穫」すると、たくさんのハチの子が手に入るのです。

このようにハチの子を集めるためには、生きたスズメバチを相手に作業をしますから、どんなに注意をしていてもハチに刺されることがあります。

もし家族の誰かがハチに刺されると、ハチの子マニアのキャリアはそこで終焉を迎えます。その後一切、ハチの巣を庭で育てることも、ハチを食べることも諦めなくてはならないのです。

一体なぜでしょうか?

それは、**一度でもハチに刺されたことがある人は、次に刺されると死ぬ可能性がある。**ハチを相手に暮らしてきた人たちは、このことを知っているからです。

免疫が死を招く! アナフィラキシー・ショック

二度目にハチに刺されると場合によっては非常に強烈な反応が起こり、死んでしまうこともあります。この現象を医学の専門家は**アナフィラキシー・ショック**と呼んでいます。アナフィラキシー・ショックは免疫反応の一種です。

一度ハチに刺されると、体の中にはハチの毒に反応するセンサーがたくさん作られ

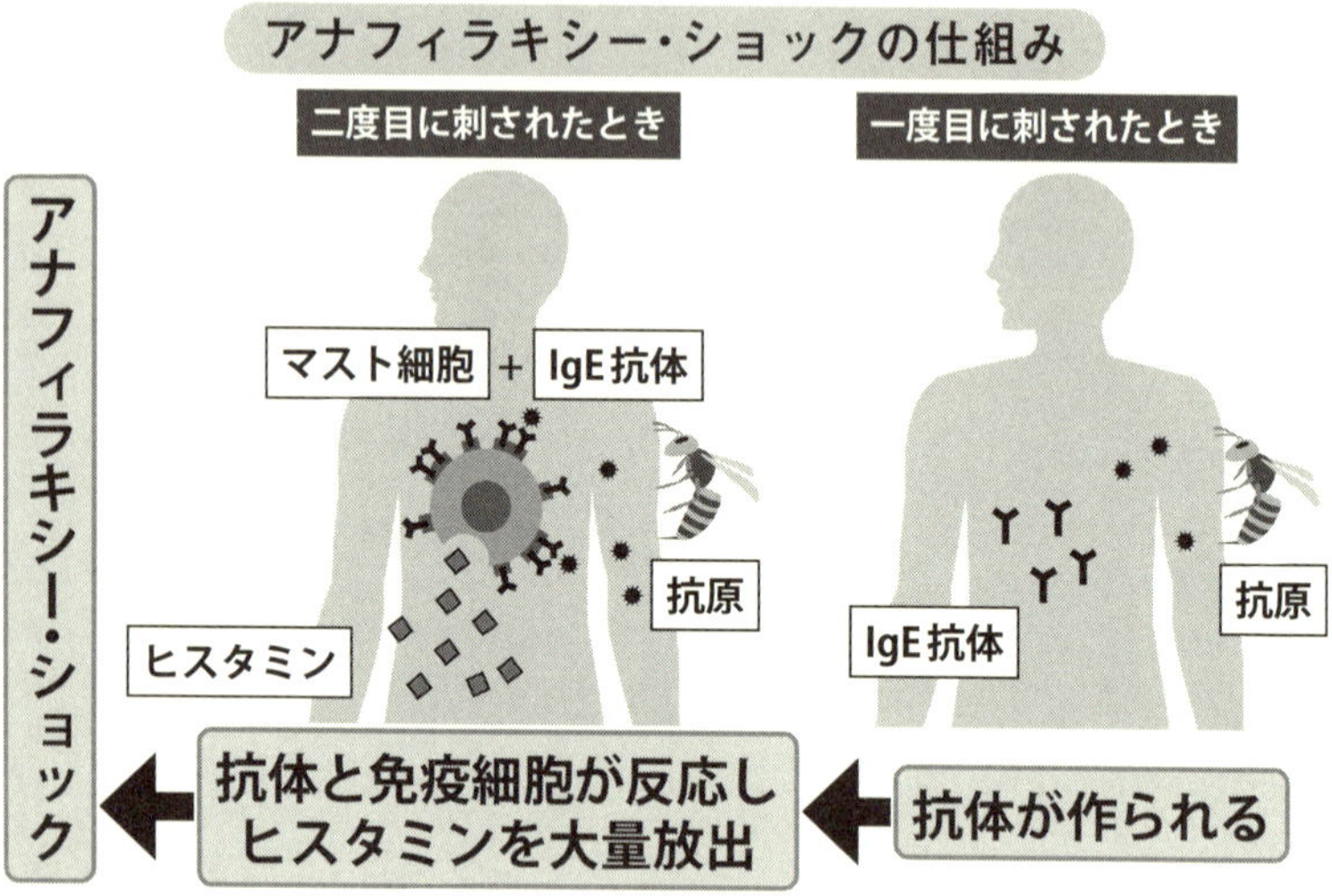

ます。

二度目にハチに刺されると、大量に作られたハチ毒のセンサーがいっせいに反応し、その結果、ヒスタミンが大放出されます。

ヒスタミンには血管を拡張させ、さらに血液の中の水分を血管の外にしみ出させる働きがあります。

この作用が強く働くと血圧が急激に低下するなどの現象が発生し、ひどい場合には死亡してしまうのです。

アナフィラキシー・ショックと言っても、体の中で起きていることは、花粉症の場合と基本的には同じです。**しかしその程度が非常に強いと、花粉症**

程度の症状ではおさまらず、死亡することすらあるのです。

アナフィラキシー・ショックは、体に入った毒を排除しようとする免疫の働きが逆に体を傷つける典型例です。その結果、死亡することもあるのですから、免疫力が強過ぎると、どれだけ危険か、お分かりいただけると思います。

免疫による誤爆事故「自己免疫疾患」

免疫は「敵」から体を守るしくみです。ですから、ハチの毒に反応するのは当然です。

また、花粉やハウスダストなどは、「敵」とは呼べないまでも「異物」であることは間違いありません。

そう考えると、免疫がこれらを排除しようとするのも不思議とまでは言えません。

ところが免疫が「敵」でも「異物」でもなく、自分自身の体に対して牙を剥く病気があります。このような病気を総称して**自己免疫疾患**と呼びます。

自己免疫疾患には多くの種類がありますが、通常は**臓器特異性自己免疫疾患**《ぞうきとくいせいじこめんえきしっかん》と**全身性自己免疫疾患**《ぜんしんせいじこめんえきしっかん》のふたつに分類されています。この本でも臓器特異性自己免疫疾患と全身性自己免疫疾患を順番にご紹介しましょう。

免疫が大切な臓器を敵と勘違いする

臓器特異性自己免疫疾患は、特定の臓器がダメージを受ける自己免疫疾患です。**自分自身の免疫が自分自身の体にとって大切な臓器を敵と勘違いして攻撃し、破壊する**のです。

まるで自衛隊が日本の病院や学校を誤爆するようなものですから、まさかそんなバカなことはありえないと思いたいところですが、実はこのタイプの病気は種類も多く、患者さんもたくさんいらっしゃるのです。

みなさんは**糖尿病**をご存知でしょう。

糖尿病という名前から想像すると、尿に糖が出てくる病気のように思われるかもしれませんが、医学的には血糖値があるレベル以上になると糖尿病と診断されます。糖尿病の患者さんでも、尿検査で糖が陽性にならないこともあります。

血糖は脳や筋肉のエネルギー源です。ですから血糖は体にとってなくてはならないもの。では、血糖値が高くなると何が問題なのでしょうか？

血糖値が高いままの状態が続くと、さまざまな問題が発生するのです。その中でも代表的なものを糖尿病の三大合併症と呼んでいます。

糖尿病の三大合併症とは、糖尿病性網膜症《とうにょうびょうせいもうまくしょう》、糖尿病性腎症《とうにょうびょうせいじんしょう》、糖尿病性神経障害《とうにょうびょうせいしんけいしょうがい》のみっつです。

糖尿病性網膜症は、目の血管が障害をうけ、最悪の場合失明してしまう病気です。

糖尿病性腎症は、腎臓の重要な微細構造が破壊され、老廃物や不要物を排泄できなくなる病気です。この状態になると体に有害な物質が血液中に蓄積し、尿毒症になってしまいます。

糖尿病性神経障害は、両足の裏のしびれ、両手の指のしびれ、さらには知覚障害などの自覚症状を伴う神経障害です。また自律神経が傷害されることによって、立ちくらみ、便秘、下痢、排尿障害などの症状が現れることもあります。

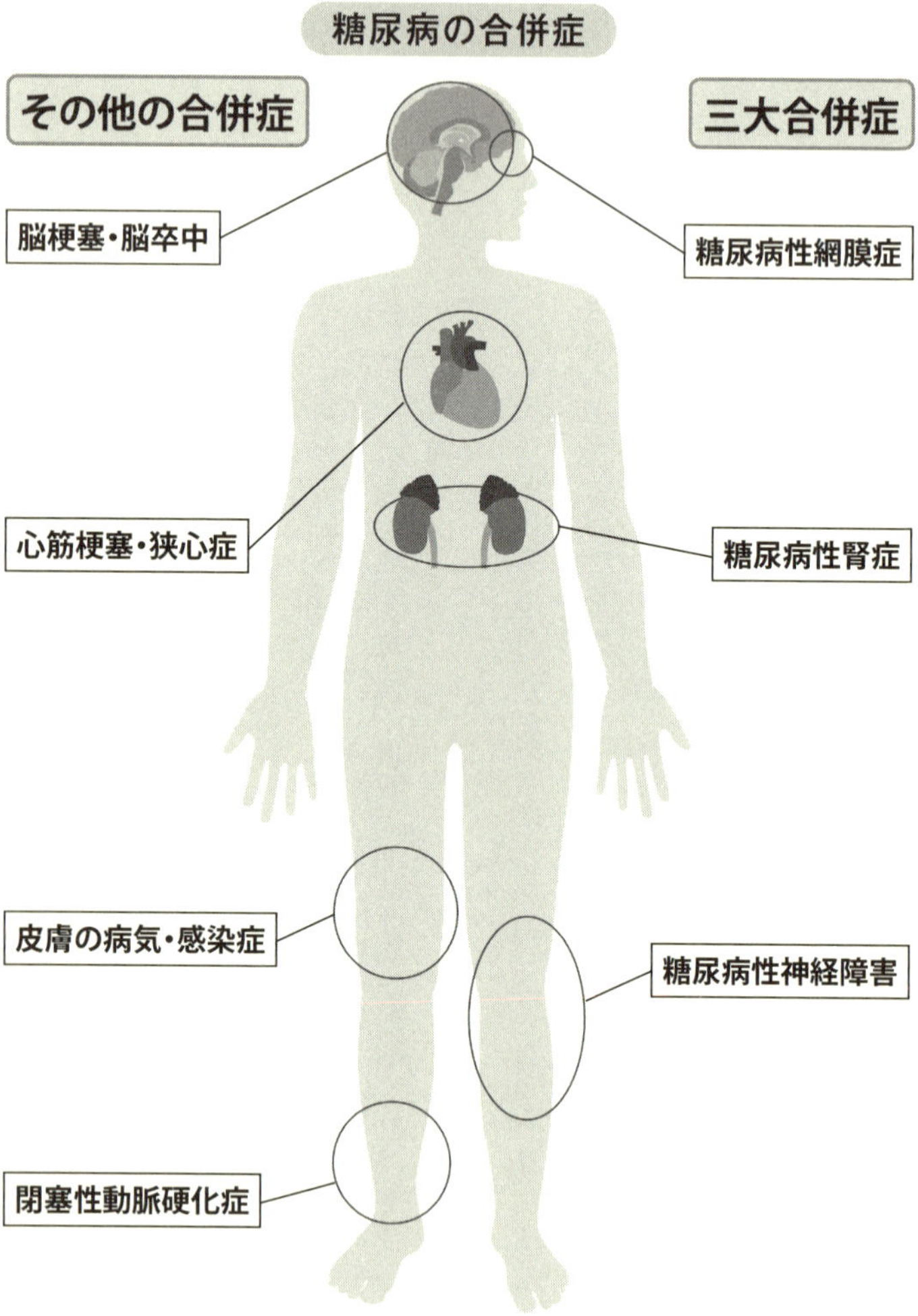
糖尿病の合併症
その他の合併症
三大合併症
脳梗塞・脳卒中
糖尿病性網膜症
心筋梗塞・狭心症
糖尿病性腎症
皮膚の病気・感染症
糖尿病性神経障害
閉塞性動脈硬化症

糖尿病を放置していると、実にさまざまな合併症が襲いかかり、普段の生活に大きな負担が生じてしまうのです。

糖尿病は静かなる殺し屋(サイレントキラー)

糖尿病の怖いところは、血糖値が高いだけでは自覚症状がない点です。

私がまだ中国の大学病院で実習をしていたころに、内分泌内科というところに1月ほど通っていたことがあります。そこには糖尿病の患者さんや甲状腺の病気の患者さんが通っていました。

ある日、たまたま別の病気で血液検査を受けた患者さんがやってきました。検査の結果、血糖値が非常に高いので、すぐに治療した方がよいとのことで、内分泌内科に紹介されたのです。

糖尿病の治療は、治療を開始する時点でちょっとした手間がかかります。血糖値は高過ぎると問題ですが、低過ぎても命に関わるほど危険なのです。

免疫力と同様に、血糖値にも「ちょうどよい」レベルがあり、このレベルより高くても低くても病気になってしまうのです。

そのため、糖尿病の治療をするときは、血糖値を下げる薬によって、血糖値が下がり過ぎないように、その患者さんに適した薬の量がどれくらいか見極める必要があるのです。

糖尿病のタイプや重症度にもよりますが、そのときの担当医は適切な薬の量を見極めるために、患者さんに入院を勧めました。

しかし、その患者さんは治療を受けずに帰ってしまったのです。

当時の中国の医療保険は日本とはしくみが違っていて、人によっては保険に入っていない場合もありました。そのときの患者さんも医療保険に入っていなかったのです。自費で入院となると、金銭的な負担は非常に大きくなります。

しかも本人に自覚症状はありませんでした。そうなると、医学的には非常に危険なのですが、その危険性が伝わりにくいのです。

糖尿病は長い時間をかけてさまざまな障害をもたらしますが、血糖値がさらに高くなると、意識障害などの急性合併症が現れることもあります。これは死に直結する恐ろしい状態です。そんなに危険な状態でも、その危険性を感じないのが糖尿病の恐ろしさなのです。

幸い日本では多くの人が毎年1回は血糖値の検査を受けています。高血糖との結果がでたら、まったく自覚症状がなくても、そのまま放置せずに、すぐに血糖ケアを始めましょう。

糖尿病にはさまざまなタイプがあり、治療法も患者さんごとに違いますから、糖尿病の専門医のところに行くとよいですよ。

血糖値を「ちょうどよい」レベルに保つしくみ

私たちの体には本来、血糖値が「ちょうどよい」レベルにおさまるようにコントロールするしくみが備わっています。

血糖値が高くなると膵臓という臓器の中にあるβ細胞が、インスリンという物質を放出します。インスリンは血液に乗って体の中を巡り「糖分を細胞の中に取り込みなさい」というメッセージを伝えます。このメッセージを受け取った細胞は血液の中から糖分を細胞の中にせっせと取り込みます。この結果、血糖値が下がり、もとの「ちょうどよい」レベルに戻るのです。

ですから、普通の人が甘いものをたくさん食べても、すぐに糖尿病になるわけではありません。甘いものを食べたあとに血糖値が上昇したとしても、インスリンの働きによって、しばらく時間がたつと血糖値は「ちょうどよい」レベルに戻ってくるからです。

では糖尿病の人は、どうして血糖値が高いままなのでしょうか？

実は、血糖値が下がらない理由には、大きく分けてふたつあります。ひとつは、血糖値が高くなっても、インスリンが放出されないから。もうひとつは、インスリンを受け取っても、糖の取り込みがにぶいからです。

このうち、血糖値が高くなっても、インスリンが放出されないタイプの糖尿病を**I型糖尿病**といいます。

血糖値が下がるしくみ

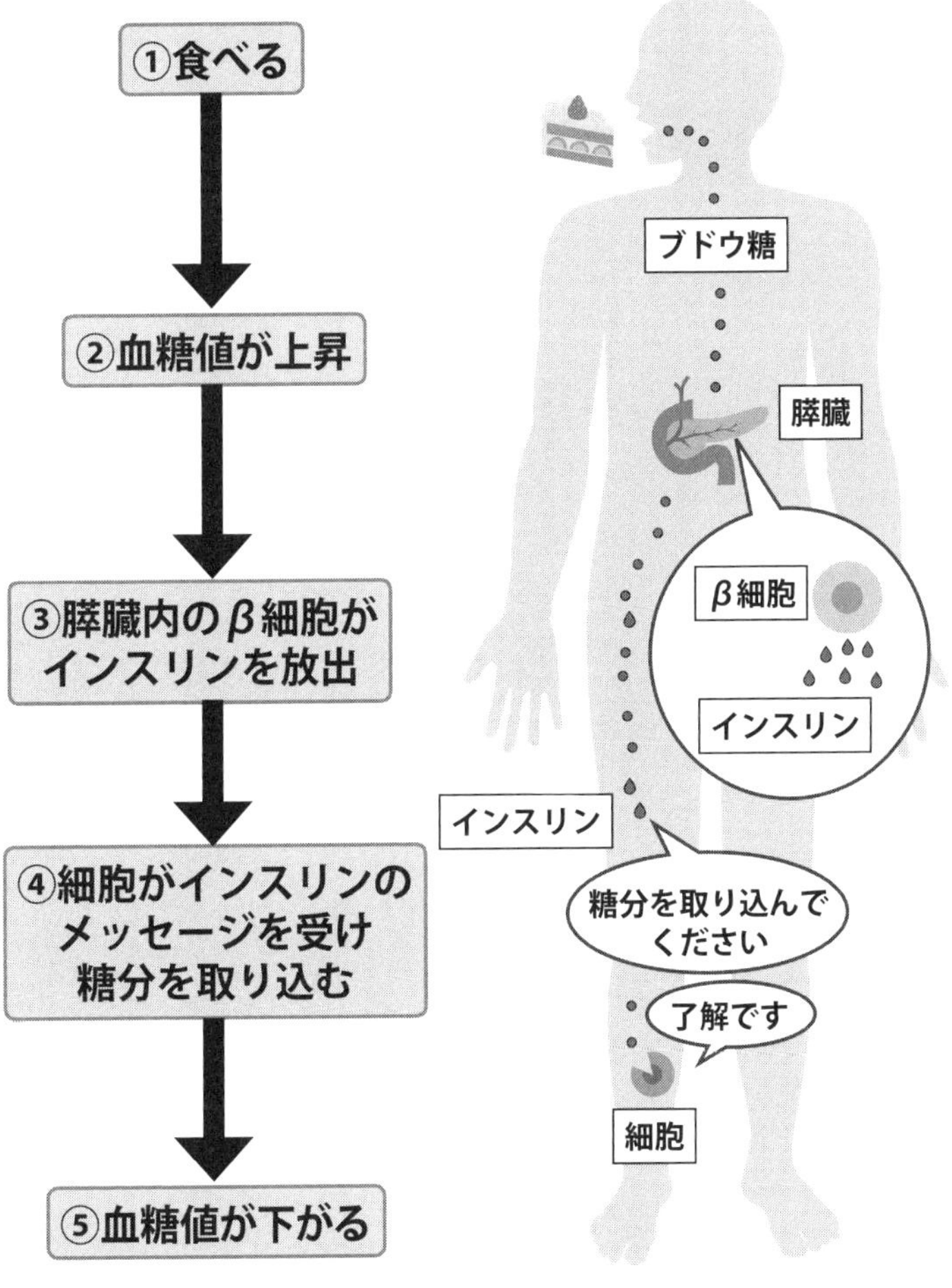
①食べる
②血糖値が上昇
③膵臓内のβ細胞がインスリンを放出
④細胞がインスリンのメッセージを受け糖分を取り込む
⑤血糖値が下がる
ブドウ糖
膵臓
β細胞
インスリン
インスリン
糖分を取り込んでください
了解です
細胞

I型糖尿病と免疫暴走

さて、ここからが問題です。I型糖尿病にかかると、なぜ血糖値が高くなってもインスリンが放出されないのでしょうか？

先ほどインスリンは膵臓のβ細胞が放出するとご紹介しました。私たちの体の中でインスリンを放出する能力を備えた細胞は膵臓のランゲルハンス島という部位にあるβ細胞だけなのです。ですからβ細胞は血糖値をコントロールするうえで非常に大切で貴重な細胞なのです。

ところが、この貴重な**β細胞を自分自身の免疫が攻撃してしまうことがある**のです。免疫の攻撃力は強烈です。攻撃を受けたβ細胞は破壊され、インスリンを作る細胞は体の中から消えてしまいます。こうなると、いくら血糖値が高くなっても、血糖値をもとに戻すことができません。これがI型糖尿病なのです。

糖尿病にはいくつかのタイプがありますが、なんと、**自分自身の免疫のせいで糖尿病になる場合もある**のです。

自分の体を守るはずの免疫が、なぜ大切なβ細胞を攻撃するのでしょうか？

後に詳しくご説明しますが、免疫システムに備わった武器は、自分自身の体を含めたあらゆる対象を攻撃する能力を秘めているのです。

しかしその攻撃力が自分自身には向けられないように、いくつもの制御システムがブレーキをかけています。この**ブレーキが外れると、免疫が暴走してしまうため、免疫は自分の体にとってなくてはならない大切な細胞を攻撃してしまう**のです。

免疫力で不妊に？

臓器特異性自己免疫疾患はI型糖尿病だけではありません。**免疫暴走によって不妊になることもある**のです。詳しくご説明しましょう。

通常、男性にとって自分自身が作り出す精子は「異物」ではありません。しかし免疫システムが精子を異物と勘違いすると、精子を攻撃する物質が作られるようになります。この物質を**抗精子抗体**といいます。

抗精子抗体は、まるでヒルのように精子に取り付いて、精子の動きを制限してしま

抗精子抗体と精子

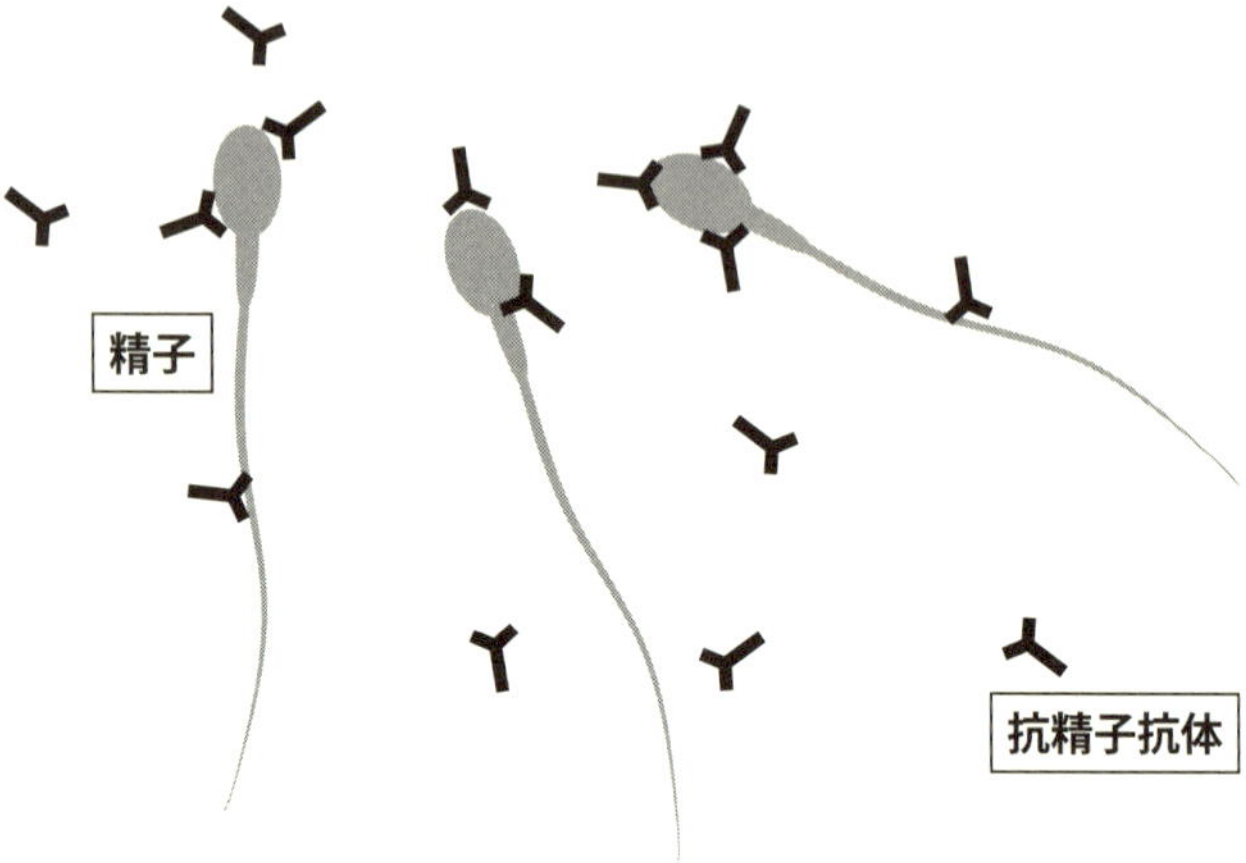

います。このように身動きができなくなった精子は、たとえ女性の体内に放出されても、卵子まで辿り着くことができません。その結果、不妊になってしまうのです。

抗精子抗体は男性の免疫システムが作り出すだけではありません。女性の免疫システムが抗精子抗体を作り出すこともあります。

女性の体にとって精子は「異物」であることは間違いありません。しかし通常は女性の免疫は精子を攻撃しません。精子を排除してしまうと、子孫を残せないからです。

しかし**免疫が暴走すると女性の免疫**

システムは精子を攻撃する武器を作ってしまうのです。それが女性の抗精子抗体です。

女性の側に抗精子抗体ができると、精子は異物として排除されてしまい、不妊になってしまうのです。

免疫が暴走すると、本来なら攻撃してはいけないものまで攻撃し、その結果、子孫を残せないという重大な結果につながることもあるのです。

免疫が腸を破壊する

もうひとつ、この本を書くきっかけになったとも言える臓器特異性自己免疫疾患をご紹介しましょう。それは潰瘍性大腸炎という病気です。

潰瘍性大腸炎は、大腸の粘膜にびらんや潰瘍ができる大腸の炎症性疾患と定義されています。腹痛や血の混じった下痢が、この病気の代表的な症状です。似たような症状の別の病気もありますから、検査や診断までには時間がかかることもあります。

私が中国の病院に勤務していたときのことです。

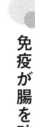

1日の診療を終えて、そろそろ帰ろうかと思っていると、メディカル・ディレクターが呼んでいるとの内線電話がかかってきました。メディカル・ディレクターは、病院の医療部門の責任者です。

何かな、と思ってメディカル・ディレクターの診察室に行くと、現在治療中の患者さんが、潰瘍性大腸炎だと判明したので、しかるべき治療をしているというのです。本題はここからでした。現段階でやるべきことは全てやっているが、患者さんの母親の希望で鍼治療も併用することになったというのです。そして、そのために病院外から教授クラスの鍼治療の専門家を呼んだとのことでした。

中国では西洋医学と漢方が併用されています。そして中国の漢方医は鍼も打ちます。漢方薬による治療も鍼治療も、ベースとなる理論は同じだからです。ですから西洋医学的な治療と平行して鍼治療が行われることは、中国の病院では不思議なことではありません。

私の専門は漢方です。私自身も普段の診療で鍼を併用していました。それを知っているメディカル・ディレクターは、貴重な治療例を見るよい機会だから、外部から呼んだ医師の治療を見せてもらうようアドバイスしてくれたのです。

潰瘍性大腸炎は稀な病気とまではいえませんが、私が勤務していた病院は外国人を専門に診療する病院でしたので、規模は小さく、潰瘍性大腸炎の患者さんが入院することはめったにありませんでした。

その時もちょうど、治療薬のリストにペンタサ（潰瘍性大腸炎の治療に用いる薬）が加わったので、不思議に思っていたところでした。

事情を知った私はもちろん病院に残り、鍼の大先生が来院するのを待ちました。

その先生は初老の男性医師でした。学者風の風貌で貫禄十分。私はその大先生と一緒に患者さんの病室に行きました。病室内には患者さんだけではなく、患者さんの母親もつきそっていました。

大先生は挨拶もそこそこに、患者さんの腹部を露出させ、鍼を打ち始めました。

鍼の世界には「腹は深きこと井戸の如し、背は薄きこと紙の如し」という格言があります。腹に鍼を打つときは深く刺しても問題ないが、背中に刺すときは深く刺すと命に関わるという意味です。この格言どおり、大先生はかなり深く鍼を沈めていきます。

それを見ていた母親は心配になったのでしょう。そうかと言って、自分で呼んだ大先生の治療をやめさせるのも気が引けたのだと思います。結局、母親が口にしたのは、「その治療にはどういう効果があるのですか？」という質問でした。

それに対して大先生は何気ない調子で、「免疫力を強める効果がある」と答えました。するると、大先生の答えに対して母親は即座に、「免疫力を強めてはいけないはずでしょう」と言ったのです。

潰瘍性大腸炎は、免疫が自分自身の体を攻撃する病気です。その攻撃力を高めてはいけない。母親の言ったことは、病気の本質を捉えた正しい発言なのです。インターネットの普及している現在、我が子が病気にかかれば、母親は熱心に病気のことを調べるものなのでしょう。

大先生は何も答えませんでした。

その後、見学者の私もいたたまれなくなるほど、病室には気まずい雰囲気が漂いました。

なぜ大先生は「免疫力を強める」などと言ったのでしょうか。

実は中国にも免疫力は強いほどよいという思い込みが蔓延しており、「免疫力を強める」という言葉は一種のブームになっていました。

しかも鍼治療の効果を一般の人にむけて説明するのは難しいのです。ですから、**恐らく大先生は、「免疫力を強めると言っておけば納得するだろう」くらいに考えて、適当に答えたのだと思います。**大先生は日ごろから同じような説明をして、それを聞いた人も納得していたのでしょう。

実際は、漢方理論にも鍼灸理論にも、もともと「免疫」という概念はありません。免疫は誤解されている。そのとき私はそう思いました。

生命現象にとって大切なのは、バランスであり、調和であり、節度です。何かひとつの力が突出したり、何かひとつの物質が過剰になったり、何かひとつの機能だけが高まると、生命はバランスを失い、瓦解してしまいます。

免疫も例外ではありません。強ければよい、高めればよい、それは間違いなのです。その間違った考えを当たり前だと思っている多くの人に免疫の本当の姿を伝えるべきだ。私はそのとき、そう思いました。

免疫による無差別テロ「全身性自己免疫疾患」

ここまで臓器特異性自己免疫疾患をいくつか紹介してきました。臓器特異性自己免疫疾患は、文字通り免疫が「特定の」臓器（細胞）を攻撃する病気です。

免疫が「特定の」臓器を攻撃するだけでも、患者さんの生活に非常に大きな負担をもたらす病気になってしまうのですが、**免疫が暴走すると「特定の」臓器だけではなく、体のさまざまな部分を攻撃し始めることもあります。それが全身性自己免疫疾患です。**

自分の免疫が自分の体のあちこちを攻撃するなんて、そう滅多にあることではないと思いたいところですが、実際は全身性自己免疫疾患に苦しむ患者さんは非常にたくさんいらっしゃいます。

全身性自己免疫疾患の代表は**関節リウマチ**です。

この病気の患者さんの数は、推計の方法によっても異なりますが、少なくとも50万人、多い場合は100万人と推計されています。

つまり日本人の100人にひとり以上がこの病気にかかっている可能性があるので

リウマチと診断された年齢

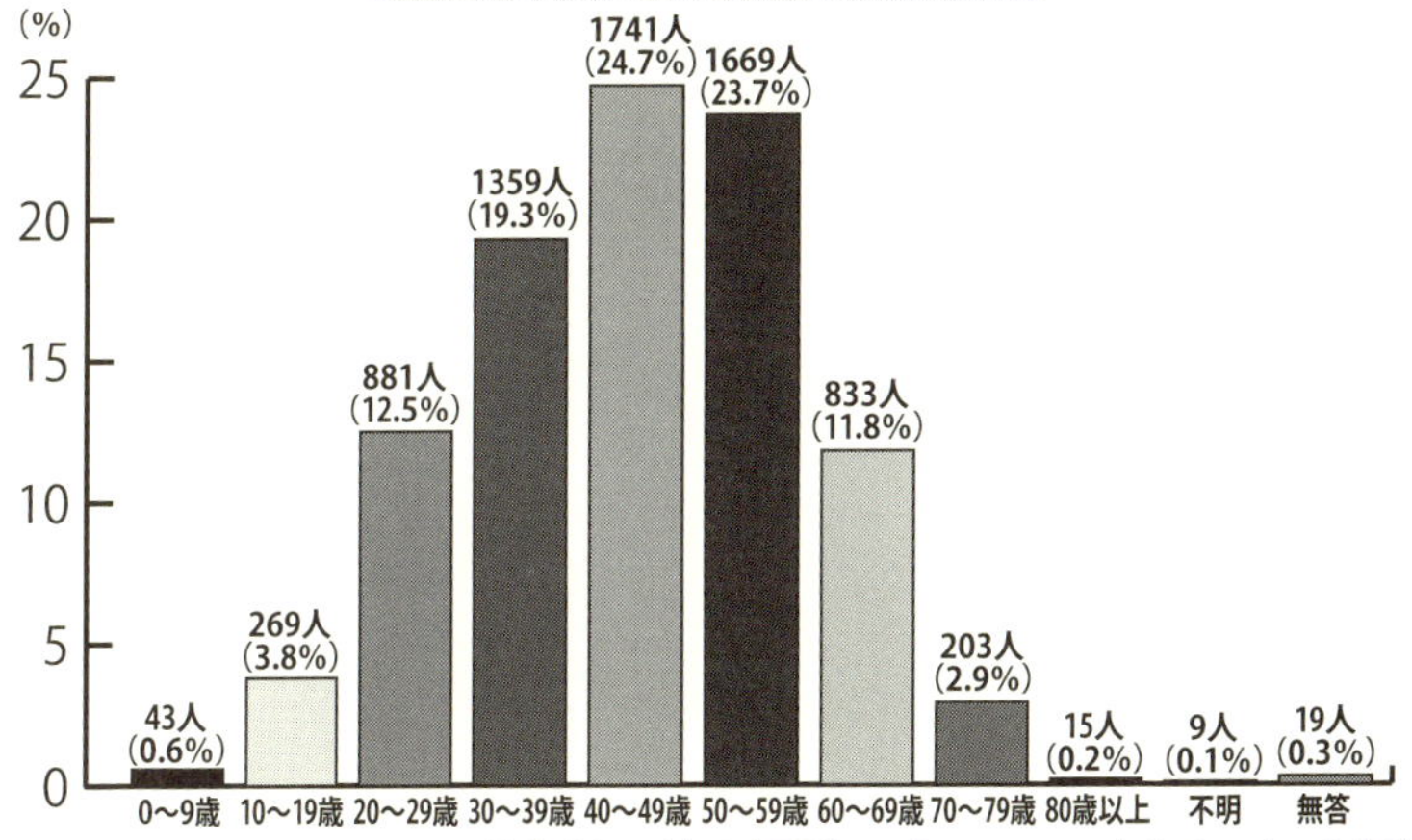

日本リウマチ友の会HP(http://www.nrat.or.jp/qa/top.html)より

す。誰でも知り合いの中にひとりくらいは、この病気の患者さんがいても不思議はないほど、たくさんの患者さんがいる病気なのです。

これだけ多くの人がかかる関節リウマチとは、どのような病気なのでしょうか？

関節リウマチの症状は、関節の腫れ、痛み、熱感などの関節炎の症状が代表的です。特に指の関節に症状が現れることが多いのですが、いくつもの関節が同時に痛む場合もあります。

関節リウマチは治療せずに放置しておくと、関節が変形して動かすことが困難になるという重大な障害をもたらすことがあります。

それだけではありません。関節以外にも内臓や目などにさまざまな障害が起きることがあります。関節の病気なのに、どうして内臓にまで影響が及ぶのでしょうか？

関節リウマチは単なる関節の病気ではありません。**「関節」リウマチという名前とは裏腹に、免疫が自分自身の体のさまざまな組織を「敵」と勘違いして攻撃する全身性の自己免疫疾患なのです。**

自分自身の免疫が関節だけではなく、体のさまざまな部分を攻撃するせいで、関節炎以外のさまざまな症状が現れてしまいます。

全身症状としては、発熱、食欲不振、体重減少、全身の倦怠感などがみられます。また肺や血管にも炎症が広がることがあります。さらに貧血や目の炎症（強膜炎）が出てくることもあります。

どれひとつをとっても、非常につらい症状なのに、それがいっせいに襲い掛かってくる。関節リウマチは患者さんの生活の質に大きな影響を与える深刻な病気なのです。

全身性自己免疫疾患は関節リウマチだけではありません。

自己免疫不全疾患のまとめ

	臓器特異性自己免疫疾患	全身性自己免疫疾患
特徴	特定の臓器だけが影響を受ける自己免疫疾患	複数の内臓や器官が影響を受ける自己免疫疾患
代表的な病名	潰瘍性大腸炎、バセドウ病、I型糖尿病などが有名	代表例は関節リウマチ、全身性エリテマトーデス
共通点	自分自身の免疫が自分自身の正常な細胞や組織を攻撃することで発症する。免疫の過剰反応、つまり免疫暴走である。	

関節リウマチのほかにも**SLE（全身性エリテマトーデス）、強皮症、シェーグレン症候群**など、多くの病気があります。

関節リウマチだけでも膨大な数の患者さんがいらっしゃるのですから、その他の全身性自己免疫疾患の患者さんの数を考えれば、全身性自己免疫疾患は決して珍しい病気とはいえません。

むしろ誰がかかっても不思議ではないごくありふれた、非常に身近な病気と言ってもよいでしょう。

なぜ免疫は自己を破壊するのか

自己免疫疾患が珍しい病気ではないことは、もうお分かりいただけたと思います。

では、なぜ自分の体を守るはずの免疫が、自分自身の体を攻撃するようになるのでしょうか？

その第一の理由は、**自分自身の組織を「敵」とみなすセンサーが作られてしまう**からです。つまり自分自身に反応する抗体（これを**自己抗体**といいます）ができてしまうことが、自己免疫疾患の原因であると考えられています。

しかしそれだけではありません。自分自身の組織を「敵」とみなすセンサーは、誰の体の中にも多かれ少なかれ存在すると考えられています。つまり自分自身を攻撃する兵器は誰の体の中にも潜んでいるのです。

しかし通常は自分自身を攻撃する兵器は眠ったままです。なぜなら、自分自身に害を及ぼす武器を覚醒させないようにブレーキをかけるしくみがあるからです。このブレーキが故障することが、自己免疫疾患のもうひとつの原因なのです。

2章で詳しくご紹介しますが、免疫システムは敵や異物を排除する優れた能力を備えていますが、それと同時に、その攻撃力が自分自身に向けられないようにするためのしくみを備えています。

つまり**免疫システムには攻撃力というアクセルと、攻撃力を抑制するブレーキが備**

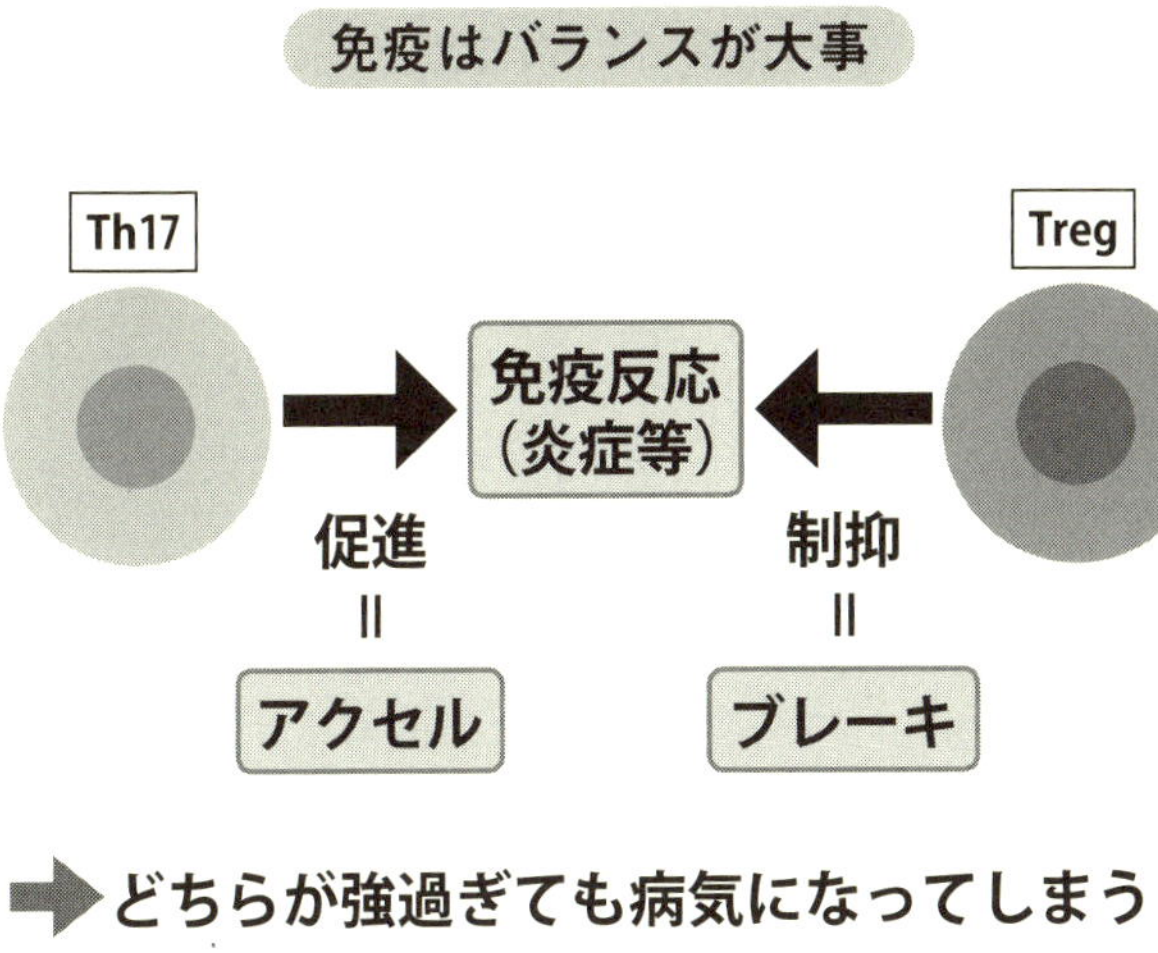

わっていて、この両者が絶妙なバランスを保っているのです。このバランスが崩れた瞬間に、私たちの健康の守護神である免疫は、私たちの体を内部から崩壊させる死神に変貌してしまうのです。

免疫力は強いほどよいという思い込みは、免疫のブレーキを外してアクセルを踏み込めば健康になるという、恐るべき誤解なのです。

2章

免疫のしくみ——免疫は調和だ

免疫の種類

1章では、体を守るはずの免疫が、数々の病気の原因になっていることをご紹介しました。

免疫システムが正常に働くには、アクセルとブレーキのバランスが大切だということは、何度も繰り返し述べてきました。

しかし敵を倒すための免疫に、なぜブレーキが必要なのか、まだ納得できない人もいるのではないでしょうか。

敵を攻撃するならトコトン攻撃し、完膚なきまでに叩きのめす。ブレーキなど必要ない。免疫力は強いほどよい。そう思う人が多いからこそ「免疫力を強める」ことが流行っているのです。

しかし**免疫のしくみを理解すれば、免疫は私たちの頼もしい守護神であると同時に、私たちの命を奪う死神にもなりうる二面性を持つことが分かります。**

この章では免疫とはどのようなものなのか、重要なポイントに絞って解説します。

自然免疫と獲得免疫の違い

自然免疫	獲得免疫
生まれつき備わっている	生まれた後に敵からの攻撃に応じて整備される
反応が早い	反応は比較的遅い
免疫記憶はない	免疫記憶がある
敵に合わせて攻撃力を高めることはできない	特定の敵への攻撃力を高めることができる
	自己免疫疾患の原因になる

まず、私たちの免疫には、**自然免疫**と**獲得免疫**の2種類があります。

「私たちの免疫」というのは、「ヒトの体に備わった免疫」には、という意味です。ほとんどの動物は自然免疫を持っていますが、**獲得免疫を持つ動物はヒトを含む一部の動物に限られている**のです。

免疫を進化論的に見た場合、自然免疫は昔からある伝統的なシステムであり、獲得免疫は最先端の進化したシステムなのです。

自然免疫

自然免疫は自分以外を全て敵とみなして攻

撃する防御システムです。

例えば細菌、ウイルス、花粉など、もともと自分の体の中にないものが体に入ってくると「異物が進入してきたぞ」と察知して異物を攻撃し排除します。

自然免疫は長い時間をかけて進化してきた非常に複雑で多様な防御システムです。さまざまな物質や細胞の働きで敵を察知し、攻撃するのですが、ここでは自然免疫の代表選手である**NK細胞（ナチュラルキラー細胞）**についてご紹介しましょう。

NK細胞（ナチュラルキラー細胞）

NK細胞の名前に「キラー」すなわち「殺し屋」という物騒な単語が使われていますが、この名前はダテではありません。

NK細胞は細胞に穴を開けたり、細胞を自殺に導く物質を放出したりして、文字通り有害な細胞を「殺してしまう」作用を持つ殺し屋細胞なのです。

もしもNK細胞が自分自身の体の細胞を攻撃し始めたらどうなるでしょうか？

私たちの大切な細胞は次々に死滅し、体は内部から崩壊し、とても生きてゆくことはできません。

幸いなことにＮＫ細胞は自分自身の細胞は攻撃しません。しかしそれは非常に微妙なバランスによって制御されているのです。

それを説明する前に、ＮＫ細胞はどのようにして有害な細胞と、そうでない細胞を区別しているのかをご説明しましょう。

目印はＭＨＣ

私たちの体の細胞はごく一部の例外を除いて、全てが共通の目印を持っています。その目印を**ＭＨＣ**と呼びます。

この性質を利用すれば、同じＭＨＣを持っているのが自分の細胞、持っていないのが侵入者だと見分けることができます。

ＮＫ細胞はＭＨＣの有無を見極めて自分の細胞と、それ以外の細胞を区別している

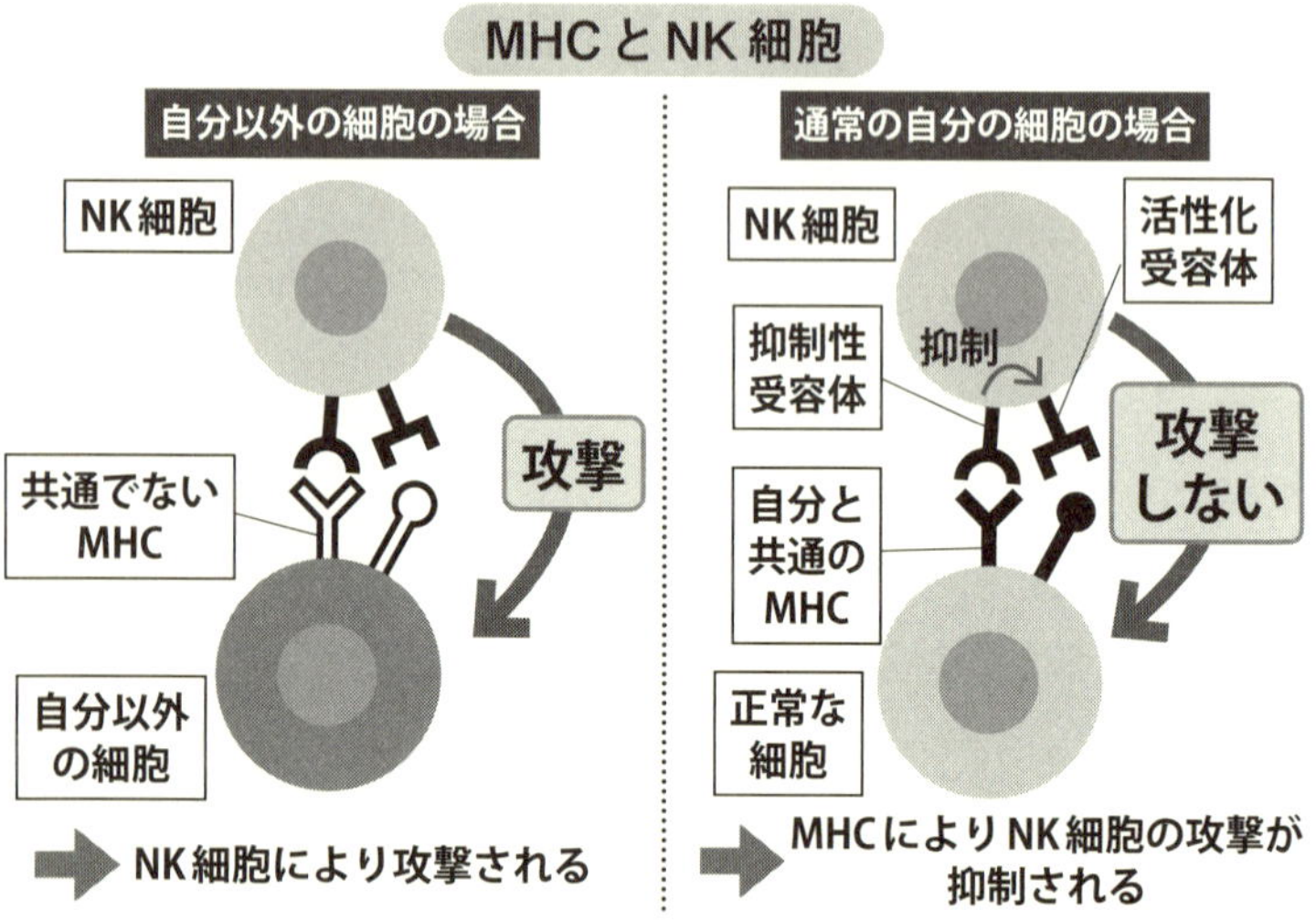

と考えられています。つまり自分の体に共通のMHCを持たない細胞を「敵」とみなして殺しているのです。

ウイルスのしくみ

ところがNK細胞の役割は、共通のMHCを持たない「赤の他人」を殺すだけではないのです。

自分自身の細胞がウイルスに寄生されてしまい、自分の体にとって有害なウイルスの生産工場に姿を変えてしまった場合に、NK細胞はその感染された細胞を殺すことができるのです。

もうすこし詳しくご説明しましょう。

ウイルスという病原体は、自分自身の力だけでは増えることはできません。その意味では「生き物」というよりは「物質」に近い存在なのです。石や鉄のような物質が勝手に増殖することがないのと同じように、ウイルスはそのままでは増えることはありません。

ではウイルスはどのようにして増殖するのでしょうか。

ウイルスには恐るべき能力が秘められています。**ウイルスは何かしらの細胞に入り込み、その細胞を、ウイルスを増やすための工場に作り変えることができるのです。**

私たちの体の細胞にウイルスが感染すると、その細胞はウイルス生産工場に変わってしまい、たくさんのウイルスを作り出し、体の中にばら撒くのです。そしてばら撒かれたウイルスは、再び私たちの細胞に感染して、その細胞をウイルス生産工場に変えてしまうのです。

これが繰り返されると、私たちの体の中はすぐにウイルスだらけになってしまいます。ウイルス増殖の連鎖を断ち切るには、ウイルス生産工場になってしまった細胞を殺すしかありません。

ウイルス感染の連鎖

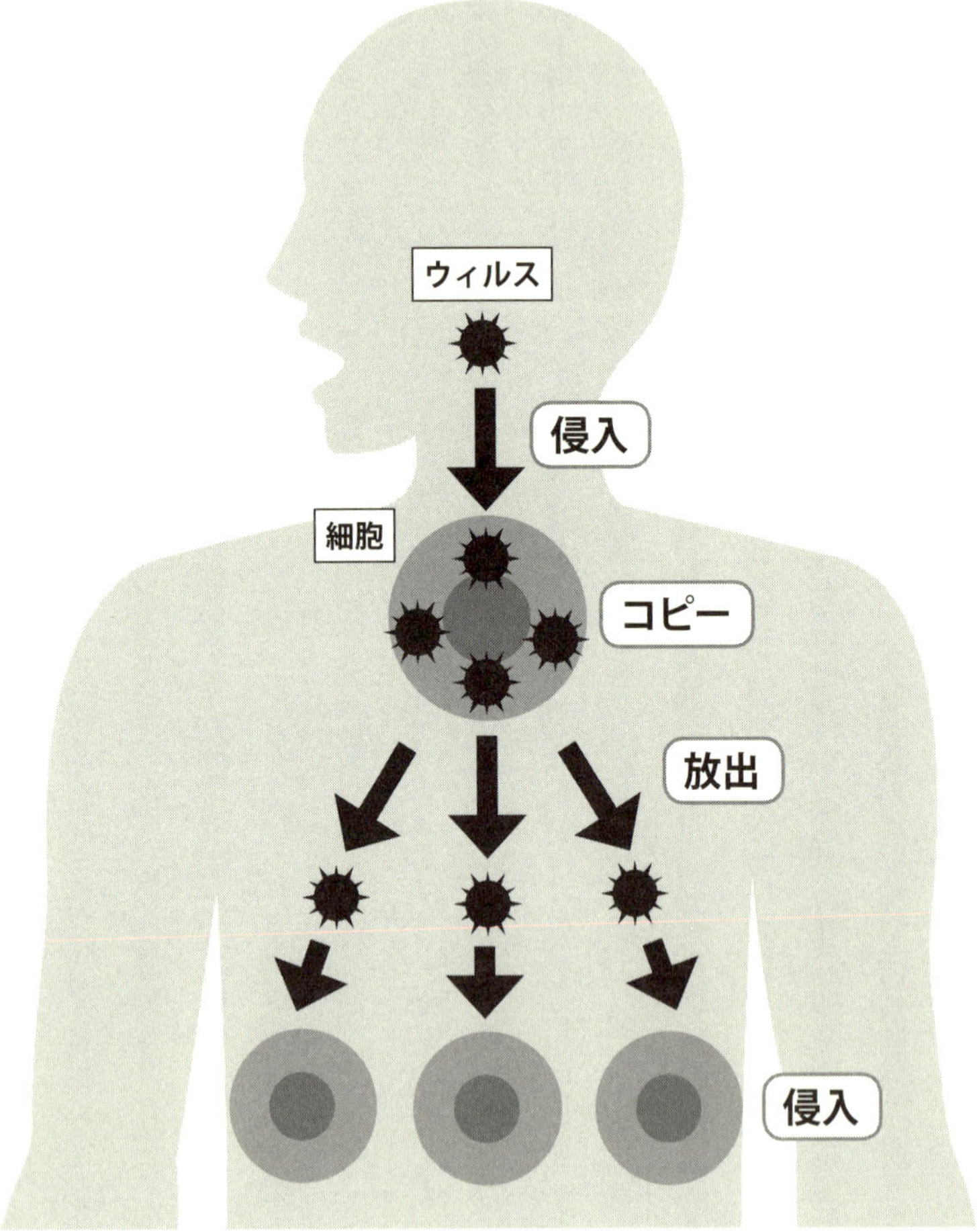

ところがその工場はもともとは私たち自身の細胞なのです。つまり自分の細胞だという目印であるMHCを持っているのです。

それにもかかわらず、NK細胞はウイルス生産工場に変化した細胞を殺すことができます。これはなぜでしょうか？

それは、**ウイルスに感染された細胞は、NK細胞を活性化させる構造を作り出す**からだと考えられています。ウイルスに感染された細胞は、NK細胞に対して「俺を殺してくれ」という合図を出すのです。

NK細胞は、「この細胞は仲間だ」というサインと同時に、「俺を殺してくれ」というサインを受け取るのです。これを言い換えると、攻撃を抑制するサインと、攻撃を促すサインを同時に受け取っていることになります。

どちらのサインが勝つかは、バランスで決まると考えられています。抑制のサインが強ければNK細胞はその細胞を殺しませんが、促進のサインが強ければその細胞を殺すのです。

ですから、ウイルスに感染された細胞はMHCの数を減らすことで抑制のサインを弱め、NK細胞に殺されやすくします。しかしウイルスの中には、細胞に感染すると

ＭＨＣをたくさん作らせ、ＮＫ細胞の働きを抑制してしまうズル賢いものもいるのです。

がんとＮＫ細胞

同じことはがん細胞についても当てはまります。

がん細胞はもともと自分自身の細胞ですから、ＮＫ細胞にとっては「敵」ではありません。しかし、がん化した細胞はＮＫ細胞を活性化する構造を持つようになります。この活性化サインと抑制サインのバランスによって、ＮＫ細胞ががん細胞を攻撃するかどうかが決まると考えられています。

仲間のサインであるＭＨＣがあっても、ＮＫ細胞を活性化するサインが強ければ、ＮＫ細胞は私たち自身の細胞を殺す。このことが意味することは重大です。

つまりＮＫ細胞を活性化し過ぎると、この殺し屋は私たちの正常な細胞を破壊しかねないのです。

NK細胞ががん細胞から受け取るサイン

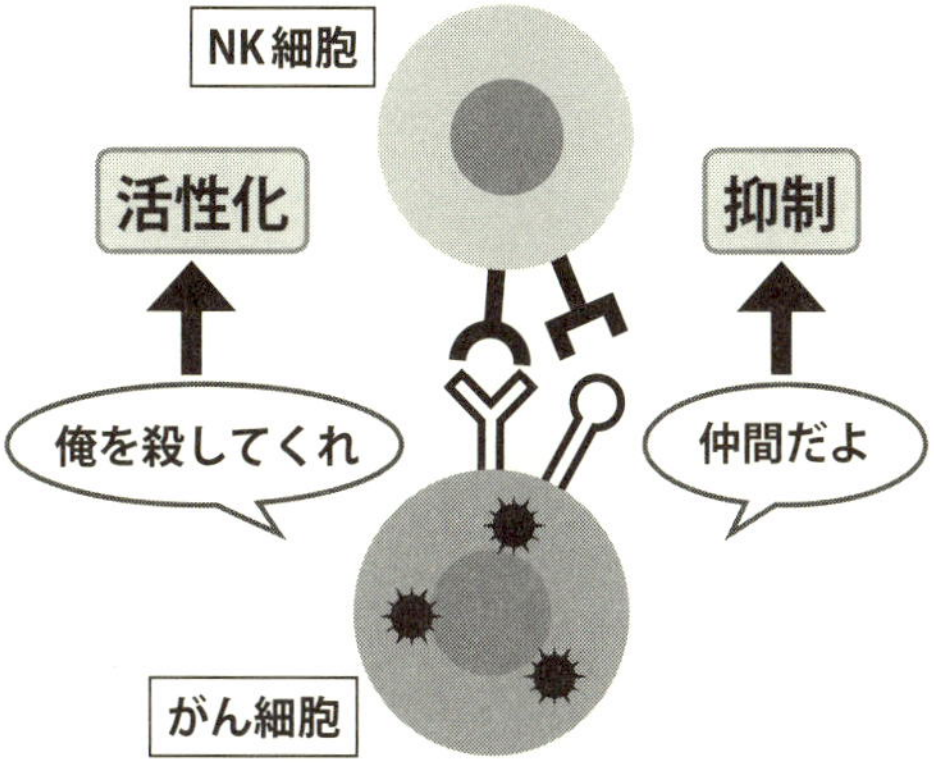

NK細胞は、がん細胞から発せられる活性化のサインが強ければ攻撃し、抑制のサインが強ければ攻撃しない

ウイルスに打ち勝つために免疫力を強める。がんを克服するためにNK細胞を活性化する。この発想は分かりますが、NK細胞が活性化サインと抑制サインの微妙なバランスの中で活躍していることを考えると、NK細胞を過度に活性化した場合には、正常な細胞までも攻撃するのではないかと心配になります。

多くの場合、NK細胞は抑制の具合も活性化の具合も「ちょうどよい」レベルにあるはずです。だからこそ私たちの体は外敵から守られ、かつNK細胞による自己破壊からも免れているのです。

このバランスをあえて崩すことは、非常に恐ろしい結果を招く可能性があります。

ただしＮＫ細胞の暴走をあまり心配する必要はありません。ＮＫ細胞は非常にうまくコントロールされていて、通常はＮＫ細胞が自分自身の体を攻撃することはないからです。

いわゆるアレルギーや自己免疫疾患の原因、つまり免疫暴走の原因は、通常は自然免疫ではなく、次に説明する獲得免疫なのです。

獲得免疫

獲得免疫は高度に発達した特定の敵だけをピンポイントで攻撃する防御システムです。このシステムは非常にユニークなしくみで成り立っています。

私たちの体の中には、ありとあらゆる敵に対して、専用の免疫細胞が待ち構えています。Ａという敵にはＡにだけ反応する免疫細胞があり、Ｂという敵にはＢにだけ反応する免疫細胞があるのです。どのような敵がやってきても、必ずその敵だけに反応する免疫細胞が待ち構えています。

こうした免疫細胞が敵と出会うと、その敵をピンポイントで攻撃する**抗体**という武器を作り始めます。また免疫細胞は自分自身のコピーをたくさん作ります。そのコピーも敵をピンポイントで攻撃する抗体を作ります。この働きにより、敵を攻撃し、排除してしまうのです。

獲得免疫の記憶

獲得免疫にはもうひとつ大きな特色があります。それは**免疫記憶**です。

獲得免疫は一度出会った敵を記憶する能力を持っているのです。そしてその敵に対しては、免疫力がパワーアップし、**二度目に同じ敵が来たときには、すぐに抗体という武器を量産して短時間で敵を撃退してしまう**のです。

例えば、一度おたふくかぜにかかると、免疫はおたふくかぜのウイルスをおぼえていて、次におたふくかぜのウイルスがやってきても、すぐに撃退してしまいます。免

獲得免疫のしくみ

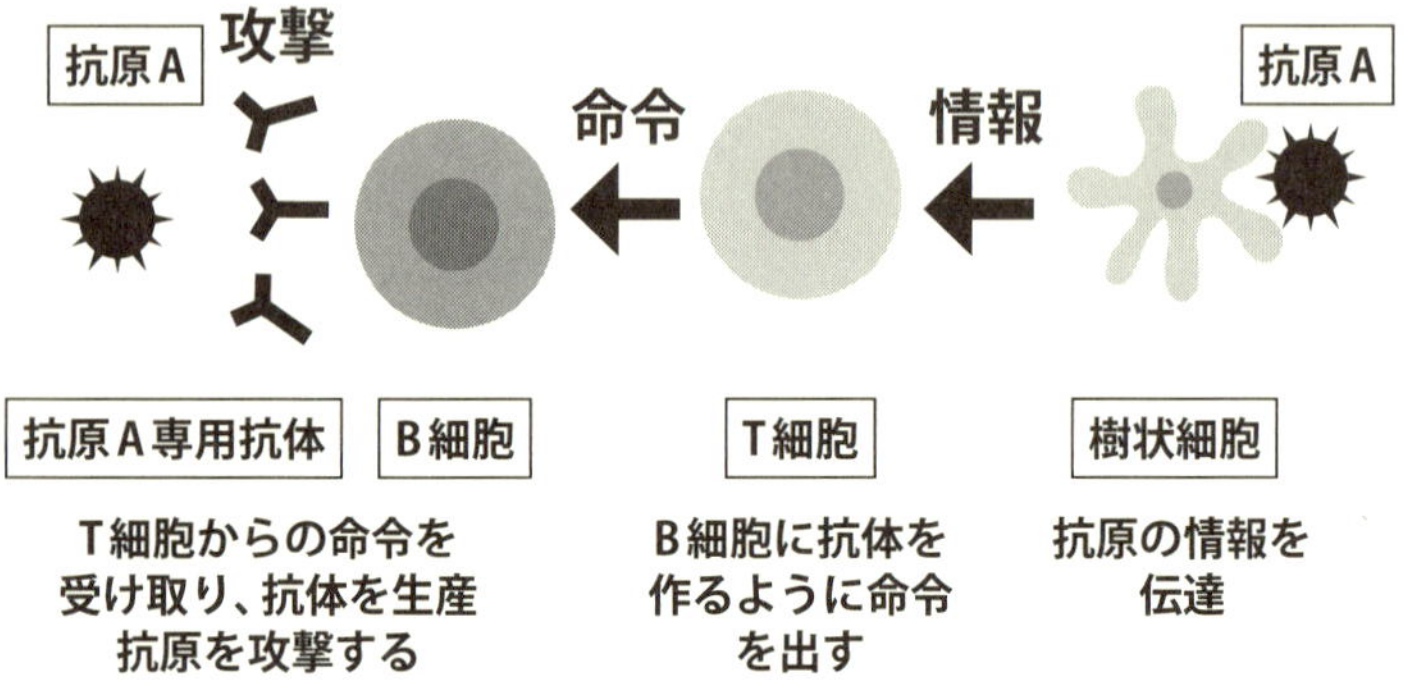

疫記憶があるおかげで、一度おたふくかぜにかかった人は、ほぼ例外なく、もう二度とおたふくかぜにはかかりません。

この**免疫記憶は、個別の敵に対して作られます。**おたふくかぜのウイルスに対して免疫記憶ができても、それはおたふくかぜ専用の免疫が強化されるだけであって、インフルエンザ・ウイルスやエイズ・ウイルスへの抵抗力が強まるわけではありません。

なぜかというと、もともとおたふくかぜだけに反応する免疫細胞がいて、その細胞が一度でもおたふくかぜとの戦闘経験を持つと、おたふくかぜ専門のメモリーBという細胞を作るからです。この**メモリーB細胞が免疫記憶を作り出す**のです。

おたふくかぜ専門のメモリーBは、次におたふくかぜウイルスがやってくると、すぐに分裂して抗体を作ります。しかしもともとおたふくかぜ専門の細胞ですから、他の敵に対しては反応しません。このように免疫記憶は特定の敵に対してだけ作られるものなのです。

免疫細胞が持つモンタージュ写真

ところで、どのような敵がやってきても、その敵だけに反応する免疫細胞が必ず待ち構えているというのは、不思議な感じがしませんか?

その昔、免疫には特定の敵をピンポイントで攻撃する能力があることは分かっていましたが、どうしてそのようなことができるのかは謎とされていました。敵がやってくると、その敵に合わせて、ピンポイントで攻撃する細胞が作られるという考え方もありました。

しかし**実験の結果、やはり、ある特定の敵に対して、その敵だけに反応する免疫細胞が予め用意されていることが証明された**のです。

そうなると、そのような免疫細胞はどのようなしくみで用意されるのか、という点に研究者の関心が移っていきました。そして研究の結果、そのしくみも明らかになったのです。

ちなみに、**このしくみを解明したのは、日本人の分子生物学者・利根川《とねがわ》進《すすむ》博士です。**

その研究成果は画期的で、利根川博士は後にノーベル賞を受賞しています。

どのようなしくみなのか、敵の顔とモンタージュ写真をたとえに使ってご説明しましょう。

免疫細胞が私たちの体の中で出会う相手には全て「顔」があります。

例えばインフルエンザ・ウイルスにはインフルエンザ・ウイルスの顔があり、その顔は、インフルエンザ・ウイルスの種類によっても異なります。大腸菌には大腸菌の顔があり、花粉には花粉の顔があります。

もちろん私たち自身の細胞にも顔があります。赤血球には赤血球の顔があり、肝臓の細胞には肝臓の細胞の顔があるのです。

一方、免疫細胞は生まれてから一人前の免疫細胞になるまでのあいだに、モンタージュ写真を1枚だけ手に入れます。免疫細胞が持っているモンタージュ写真は細胞ごとに違います。そして、その写真は100万種類以上もあるのです。

100万通り以上のモンタージュ写真があるので、どんな顔の敵がやってきても、その顔と同じモンタージュ写真を持っている免疫細胞が必ずいます。

免疫細胞は、自分が持っているモンタージュ写真と一致する顔を発見すると、「俺の敵だ！」と察知して、その敵を攻撃します。 自分の持っているモンタージュ写真の顔と違う顔の敵には反応しません。

このしくみは随分と無駄が多いシステムです。モンタージュ写真が100万通り以上もあるので、自分が持っているモンタージュ写真の顔と出会わない免疫細胞の方が、実際に活躍する免疫細胞よりも圧倒的に多いからです。

しかし問題はそれだけではありません。

私たち自身の細胞にも顔があるのが大きな問題なのです。**100万通り以上のモンタージュ写真の中には、私たち自身の細胞の顔と一致する写真もたくさんあります。**

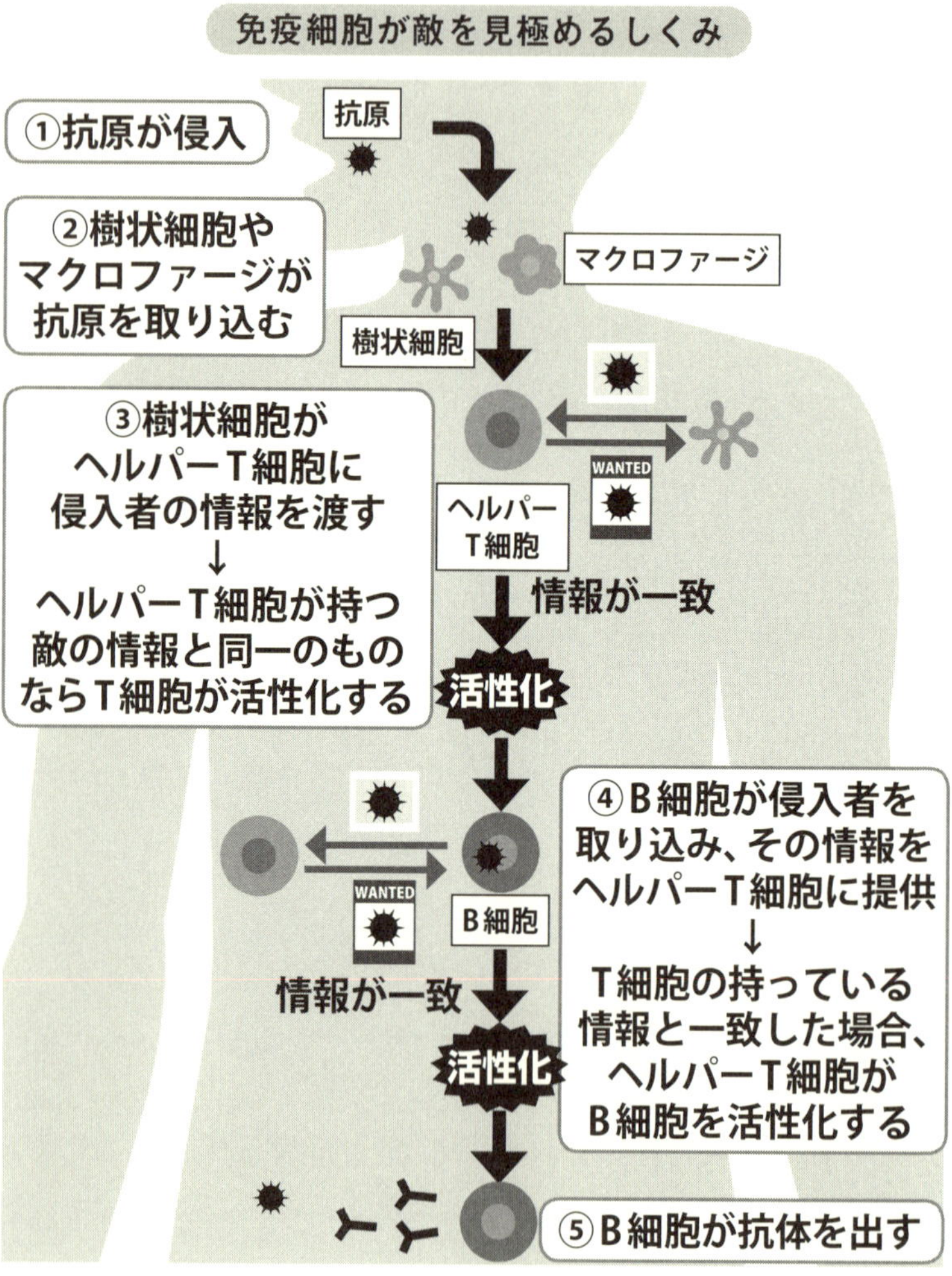
免疫細胞が敵を見極めるしくみ
①抗原が侵入
抗原
②樹状細胞やマクロファージが抗原を取り込む
マクロファージ
樹状細胞
③樹状細胞がヘルパーT細胞に侵入者の情報を渡す
↓
ヘルパーT細胞が持つ敵の情報と同一のものならT細胞が活性化する
WANTED
ヘルパーT細胞
情報が一致
活性化
④B細胞が侵入者を取り込み、その情報をヘルパーT細胞に提供
↓
T細胞の持っている情報と一致した場合、ヘルパーT細胞がB細胞を活性化する
WANTED
B細胞
情報が一致
活性化
⑤B細胞が抗体を出す

その写真を持っている免疫細胞は、私たち自身の細胞と出会うと、「俺の敵だ！」と認識して、攻撃を始めてしまうのです。もしそうなれば、免疫細胞が私たち自身の体を崩壊させてしまいます。

しかし実際にはそうなってはいません。それにはちゃんとした理由があります。私たちの体には、免疫細胞が自分自身の体を攻撃しないようにするためのしくみが備わっているのです。

そのしくみには大きく分けてふたつあります。ひとつは、**ネガティブ・セレクション**と呼ばれるしくみ、もうひとつは**抑制機構**です。

ネガティブ・セレクション

私たちの体には、自分自身の細胞と同じ顔のモンタージュ写真を持っている免疫細胞を破壊するしくみが備わっています。このしくみをネガティブ・セレクションといいます。

免疫細胞が一人前の細胞に育つあいだにモンタージュ写真を1枚だけ手に入れる話は先ほどしましたが、そのモンタージュ写真と、私たち自身の細胞が持っている顔を照合する特別な部屋（胸腺、骨髄）があるのです。

その部屋の中では次のようなことが起きています。

若い免疫細胞に検査官がたくさんの写真を見せます。そして「この中にお前の敵はいるか？」と質問します。実は検査官が見せているのは、仲間の細胞、つまり自分自身の細胞の顔写真なのです。

若い免疫細胞は自分が持っているモンタージュ写真と検査官が見せている写真を見比べます。

もしも若い免疫細胞が、「私の敵がこの中にいます」と答えると、その免疫細胞は部屋を出る前に自殺に追い込まれてしまいます。

この死の選別をネガティブ・セレクションというのです。

このネガティブ・セレクションによって、私たち自身の細胞を見て「俺の敵だ！」と思う殺し屋が排除されるのです。

ネガティブ・セレクションが完璧ならば、私たちの体を攻撃する免疫細胞は全て排

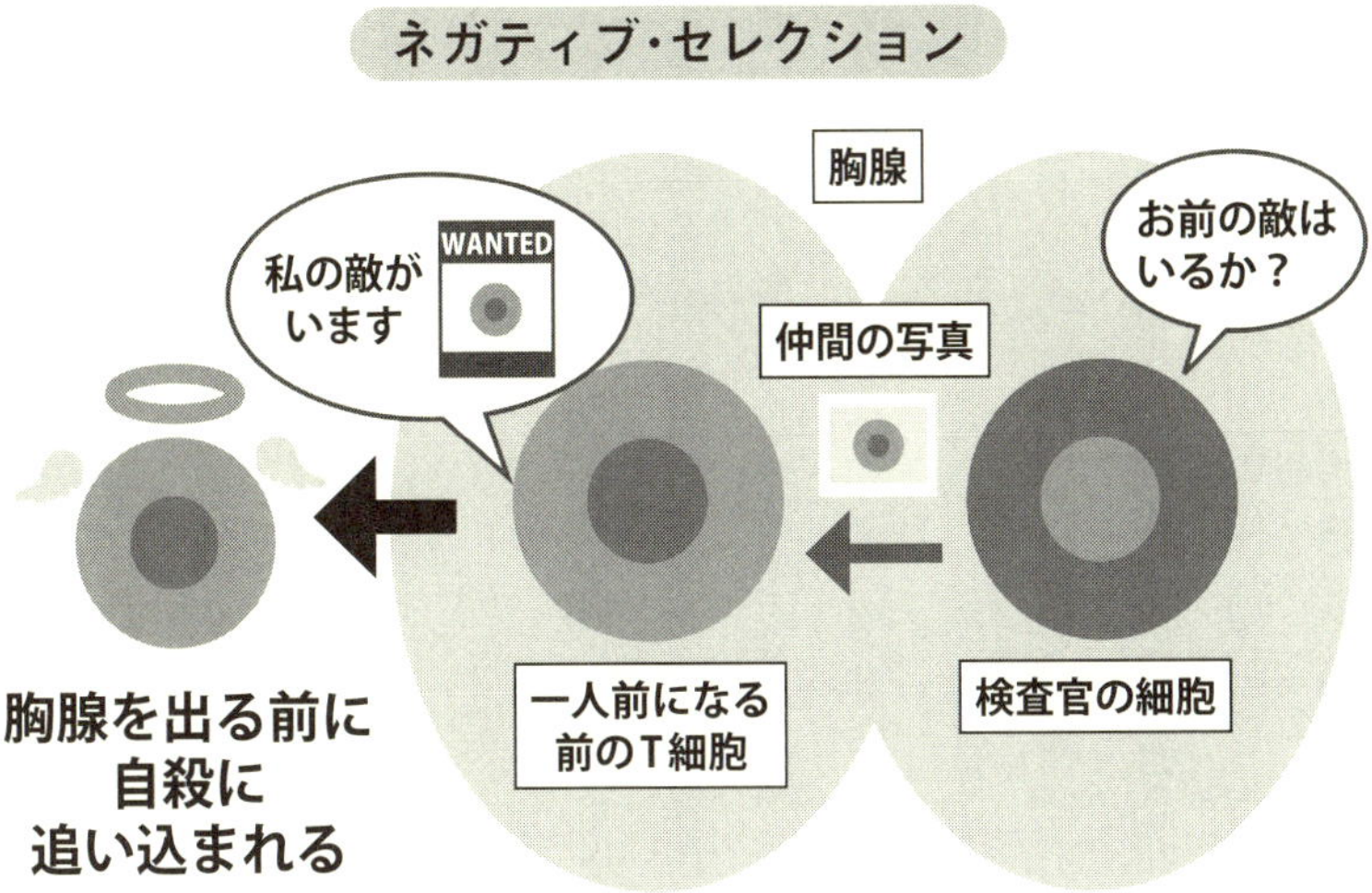

除されてしまいますから、自己免疫疾患にかかることはないはずです。

しかし実際には、ネガティブ・セレクションは完璧ではありません。私たちの体を作る細胞の種類はたくさんあり、私たちの細胞が作り出す物質も物凄い数の種類があります。**それぞれが別々の「顔」を持っているので、免疫細胞が持っているモンタージュ写真と照合するときに、どうしても「漏れ」が生じてしまうのです。**

この結果、私たち自身の細胞を敵だとみなす免疫細胞の一部は、ネガティブ・セレクションをすり抜けて、生き残ってしまうのです。

ですから誰の体の中にも自分自身を攻撃する免疫細胞は潜んでいます。しかし全ての人が自己免疫疾患にかかるわけではありません。それは、免疫が自分自身を攻撃しないようにするもうひとつのしくみがあるからです。

抑制機構

免疫細胞は自分の敵のモンタージュ写真を1枚だけ持っています。免疫細胞は、そのモンタージュ写真と同じ顔の敵だけを攻撃します。

ところがモンタージュ写真と同じ顔を見つけても、免疫細胞が攻撃をしかけない場合があるのです。それは「この顔を見ても攻撃するな」という知らせを受けたときです。

この知らせを伝える細胞を**Treg（ティーレグ：制御性T細胞）**といいます。Tregが免疫細胞の攻撃を抑制してくれるおかげで、私たちの体は自分自身の免疫細胞からの攻撃を受けずに済んでいるのです。

それだけではありません。Ｔｒｅｇには、いわゆるアレルギーを抑える働きもあるのです。

例えば花粉症。

花粉には花粉の「顔」があり、その顔と同じモンタージュ写真を持っている免疫細胞は、花粉の「顔」と出会うと攻撃の準備を開始します。具体的には花粉に反応するセンサーを作り出して、ばら撒くのです。このセンサーを抗体といいます。

抗体はマスト細胞という細胞の表面にアンテナのように結合し、花粉を待ち構えます。

花粉がセンサーに引っかかると、マスト細胞がヒスタミンを放出し、いわゆるアレルギーの症状が出ることは、すでに1章でご説明しました。これが花粉症です。

花粉の「顔」と同じモンタージュ写真を持っている免疫細胞は誰の体の中にもあります。しかし人によって花粉症になる場合とならない場合があります。花粉症にならない人の体の中では、花粉に反応しようとする免疫細胞の働きをＴｒｅｇが抑制しているのです。「花粉は俺たちの敵じゃないから見逃してやれ」と言っているようなものですね。

タマゴやコムギやエビなどのアレルギーも同じです。通常はこうした食べ物に対する免疫反応も抑制されているため、免疫細胞は反応しないのです。

そのため、Ｔｒｅｇが活躍すれば、自己免疫疾患も、アレルギーもなくなるのではないか。そう考える人がいても不思議ではありません。実際に、そういう方向性で研究している学者もたくさんいます。

しかし、逆の方向で研究している人もたくさんいます。

がん細胞を攻撃するのはＮＫ細胞だけではありません。がん細胞にはがん細胞の「顔」があります。その顔を発見すると攻撃を仕掛ける免疫細胞も、もちろんいるのです。このような免疫細胞がいるからこそ、私たちの体の中で毎日生まれてくるがん細胞が排除されているのです。

しかしＴｒｅｇは、がん細胞に対する攻撃を抑制することもあるのです。実際にがん組織を調べると、多くの場合、Ｔｒｅｇが同居していて、免疫細胞からの攻撃を抑制していることも分かってきました。

このことから、がん治療を研究している学者の中には、「Ｔｒｅｇが活躍しないようにする方法」を探し、新たながん治療の方法を作り出そうとしている人もいるのです。

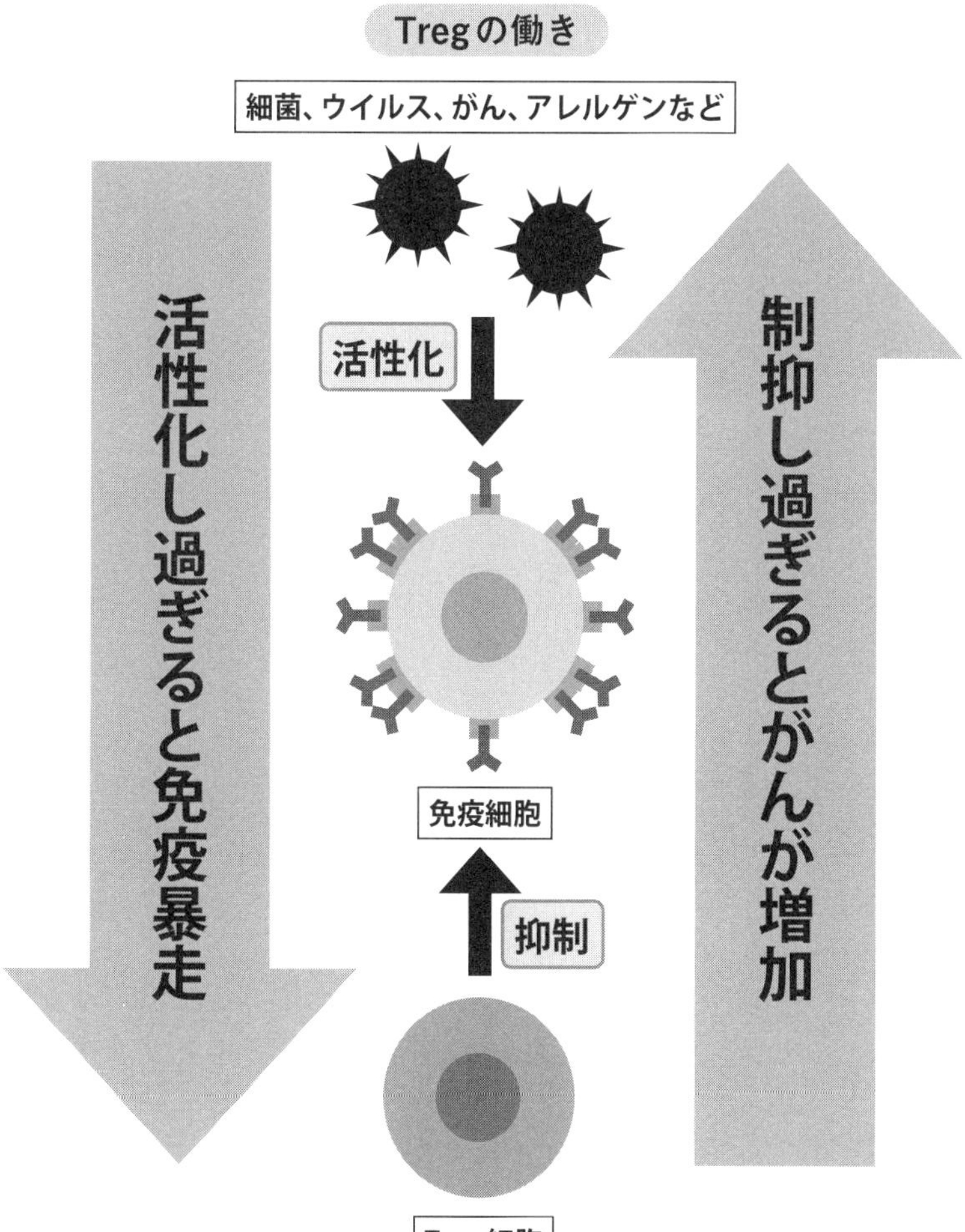
Tregの働き
細菌、ウイルス、がん、アレルゲンなど
活性化し過ぎると免疫暴走
活性化
免疫細胞
抑制
Treg細胞
制抑し過ぎるとがんが増加

「ちょうど良い」が大事

Tregが活躍し過ぎると、がんが治らない。Tregが活躍しないと、アレルギーや自己免疫疾患がひどくなる。これを言い換えると、**免疫を抑制するとがんが治らず、抑制しないとアレルギーや自己免疫疾患になる**ということです。

がんを排除するには十分で、しかもアレルギーにも自己免疫疾患にもかからない「ちょうどよい」状態が理想です。免疫の制御は、どちらにも偏らない非常に微妙なバランスが大切だということがお分かりいただけると思います。

この微妙なバランスを私たちの体は難なく維持しています。**多くの人の免疫は「ちょうどよい」状態**なのです。ですから、がんにもかからず、アレルギーや自己免疫疾患にもかかっていないのです。

免疫力が弱いのは健康ではない。これは誰にでも分かりやすい理屈だと思います。しかし免疫力が強過ぎるのも健康ではないのです。健康、正常な状態は、非常に微妙な免疫力のバランスが保たれた状態なのです。免疫力のバランスが弱過ぎる方に傾いても、強過ぎる方に傾いても病気になってしまいます。

しかし、1章でも見てきたように、免疫力が弱過ぎるせいで病気にかかったことがあるという人は少ないはずです。それにひきかえ、リウマチなどの自己免疫疾患やアレルギーの患者さんは圧倒的に多いのです。

つまり**免疫の微妙なバランスは、通常は過剰な方へ傾きがちなのです。つまり免疫は暴走しやすいのです。**

なぜ免疫は暴走するのか

免疫システムは促進と抑制のバランスで正常に保たれています。この**免疫バランスは免疫以外の要素から独立したシステムではなく、ホルモンバランスや神経系とお互いに影響を及ぼしあっています。**

ですから、例えば薬の影響などで免疫バランスが直接影響を受けることもあれば、ホルモンバランスや神経系の影響で免疫バランスが変化することもあるのです。

女性に多い免疫暴走

自己免疫疾患は男性よりも女性の方が発症しやすいという事実があります。

これは免疫バランスに女性ホルモンが強い影響を及ぼしているからだと考えられています。つまり**女性ホルモンが多いと、免疫暴走が起こりやすい**のです。

女性ホルモンの量は常に一定ではなく、周期的に増減があることは、みなさんもご存知のはずです。この周期に合わせるように自己免疫疾患の症状が悪化したり改善したりする患者さんもいらっしゃいます。女性のアトピー性皮膚炎の患者さんの中には、同じような実感を持っておられる方も多いのではないでしょうか。

つまりアレルギーも女性ホルモンの増減によって悪化したり改善したりするのです。

女性の体に免疫暴走が起きやすいのは、女性の免疫システムの方が複雑であるがゆえに、エラーも発生しやすいからだと考えられています。

女性の体は胎児という免疫学的には「異物」を体内で育てることができます。胎児を母親の免疫が攻撃しないようにするために、女性の免疫システムは男性よりも複雑なバランス調節が必要なのです。

しかし女性のみなさんはあまり心配する必要はありません。全ての女性に免疫暴走が起きるわけではないのです。

免疫暴走を引き起こす危険に晒されたとき、男性よりも女性の方が、免疫暴走発生のリスクが高いと考えればよいでしょう。女性は男性以上に免疫バランスを崩さないように気をつければよいのです。

免疫に強い影響を与える自律神経

自律神経も免疫システムに強い影響を与えます。

自律神経は全身に張りめぐらされている血管や内臓の働きを無意識のうちに調整している神経です。

ところで**自律神経はアクセル役の交感神経とブレーキ役の副交感神経のふたつから成り立っている**ことをご存知の方もいらっしゃるでしょう。

ただし免疫力への影響を考えるときは、交感神経はアクセルで副交感神経はブレー

自律神経の働き

交感神経	副交感神経
活動時や緊張・興奮しているときに働く神経	心身がリラックスしているときに働く神経
アドレナリンという物質(ホルモン)を分泌する	アセチルコリンという物質を分泌する
心臓の鼓動は早くなり、血圧が上がる	心臓の鼓動がゆるやかになり、血圧が下がる
瞳孔は散大し、呼吸は激しくなる	食物の消化に関わる機能が活発になる
白血球のうち顆粒球の数と働きを増強する	白血球のうちリンパ球の数と働きを増強する

キだというわけではありません。このことについて少しご説明しましょう。

交感神経

交感神経は緊急時やストレスを受けたときに働き、体を活発にする神経です。興奮しているとき、緊張しているとき、激しい運動をしているとき、恐怖や危機を感じているときに交感神経が働いています。

交感神経が働くと全体に影響が及びます。肝臓は血糖値を上昇させ、激しい活動のためのエネルギーを供給します。また心拍数が増加し、血管が収縮して、血圧が上昇します。一方、消化器官の働きは抑制され、腸の動きや消化酵素の分泌は少なくなります。

食事をした後に活発な活動をして、胃腸の調子がおかしくなったことはありませんか？ それは胃の中に食べたものがあるのに、交感神経の働きによって、胃腸の働きが抑制されてしまうからです。

交感神経の働きは体を「戦闘モード」に変えます。戦闘モードでは、食べたものをゆっくり消化していられません。ですから交感神経が働くと、体の働きは活発になるのですが、胃腸の働きは抑制されるのです。

副交感神経

副交感神経は睡眠時、休息時などリラックスしている時に働きます。副交感神経の作用は交感神経と逆です。

副交感神経が働くと、糖尿病の説明のところで登場した血糖値を下げるホルモン、インスリンが分泌され、血糖値は下がります。また血管は拡がり、心拍数が減少するので、血圧は下がります。

胃腸の働きは活発になり、食べ物の消化吸収が進みます。

副交感神経は体を「リラックスモード」に変えます。食事の後はゆっくり休む必要があることは、何となく実感で分かっていると思いますが、自律神経のしくみから考えれば、その通りなのです。「食べてすぐ横になるとウシになる」というのは間違いで、**「食べてすぐ横になると健康になる」**のが本当なのです。

自律神経と免疫暴走

自律神経が免疫システムに及ぼす影響は複雑です。

交感神経は体の働きを活発にする神経ですから、交感神経が働くと免疫力は強まるはずだと思われるでしょう。実際、交感神経の働きで免疫細胞の一部は活性化します。

問題は副交感神経です。副交感神経はリラックスモードの神経ですから、免疫もリラックスして、免疫力は低下するような気がしませんか？

しかし実際には副交感神経が働くことによって活発化する免疫細胞もあるのです。しかも**アレルギーや自己免疫疾患を悪化させる免疫細胞を活性化させるのは、副交感神経**の方なのです。ですからリラックスモードも度を越せば免疫暴走を悪化させてしまうのです。

交感神経と副交感神経は、どちらも度を越さないように調節されています。ここにも生命現象の「ちょうどよい」バランスがあるのです。

そのため、通常は、交感神経も副交感神経も過剰に活発になることはありません。しかし睡眠のリズムが乱れたり、食事のリズムが乱れたり、物凄く緊張したり、恐怖を感じたりすると、自律神経のバランスが崩壊してしまいます。

こうなると、通常ならあり得ないほど交感神経が働いたり、逆に副交感神経が過剰に興奮したりするのです。**交感神経にせよ副交感神経にせよ、どちらが過剰に働いても、免疫暴走につながります。**

アレルギーを悪化させないために規則正しい生活習慣が大切だといわれるのは、免疫システムが自律神経と深く関わっているからなのです。

ストレスは免疫秩序を破壊する

ストレスと免疫には非常に深い関係があります。

例えば、ストレスは免疫力を弱め、がんになりやすくなるという話があります。その一方で、ストレスによって、免疫暴走であるアレルギーや自己免疫疾患が悪化するという話もあります。つまり、**一方ではストレスは免疫力を低下させると言われ、他方では免疫暴走を悪化させると言われている**のです。

なぜ全く逆のことが言われているのでしょうか。これから詳しく解説いたしましょう。

免疫力を抑えるコルチゾール

ストレスがかかると、私たちの体の中では、さまざまな物質が作られます。その中にふたつの重要な物質があります。ひとつは**コルチゾール**、もうひとつは**アドレナリ**

ンです。

コルチゾールは免疫を抑制する物質です。後に詳しくご説明しますが、免疫暴走を治療する薬として広く使われている、いわゆるステロイドと呼ばれる薬は、コルチゾールに似せて作られた薬なのです。

このことからもお分かりのように、**コルチゾールが作られ、体の中に放出されると、免疫力が抑えられる**のです。

この結果、がんに対する免疫の働きが弱まって、がん細胞を排除できなくなり、がんが増殖するのではないかという説があります。

ただし、この説には異論もあります。

なぜなら、コルチゾールと同じ働きをする薬を飲んでいるからといって、がんになりやすくなるという証拠がないからです。つまり、**コルチゾールの分泌が増えることによって、免疫力が抑えられたとしても、がんになるとは限らない**のです。

また、がんの患者さんの免疫力は一般的には下がっていません。免疫力が下がれば、かぜなどの感染症にもかかりやすくなるはずですが、必ずしもそうなってはいないのです。

ストレスとコルチゾールの関係

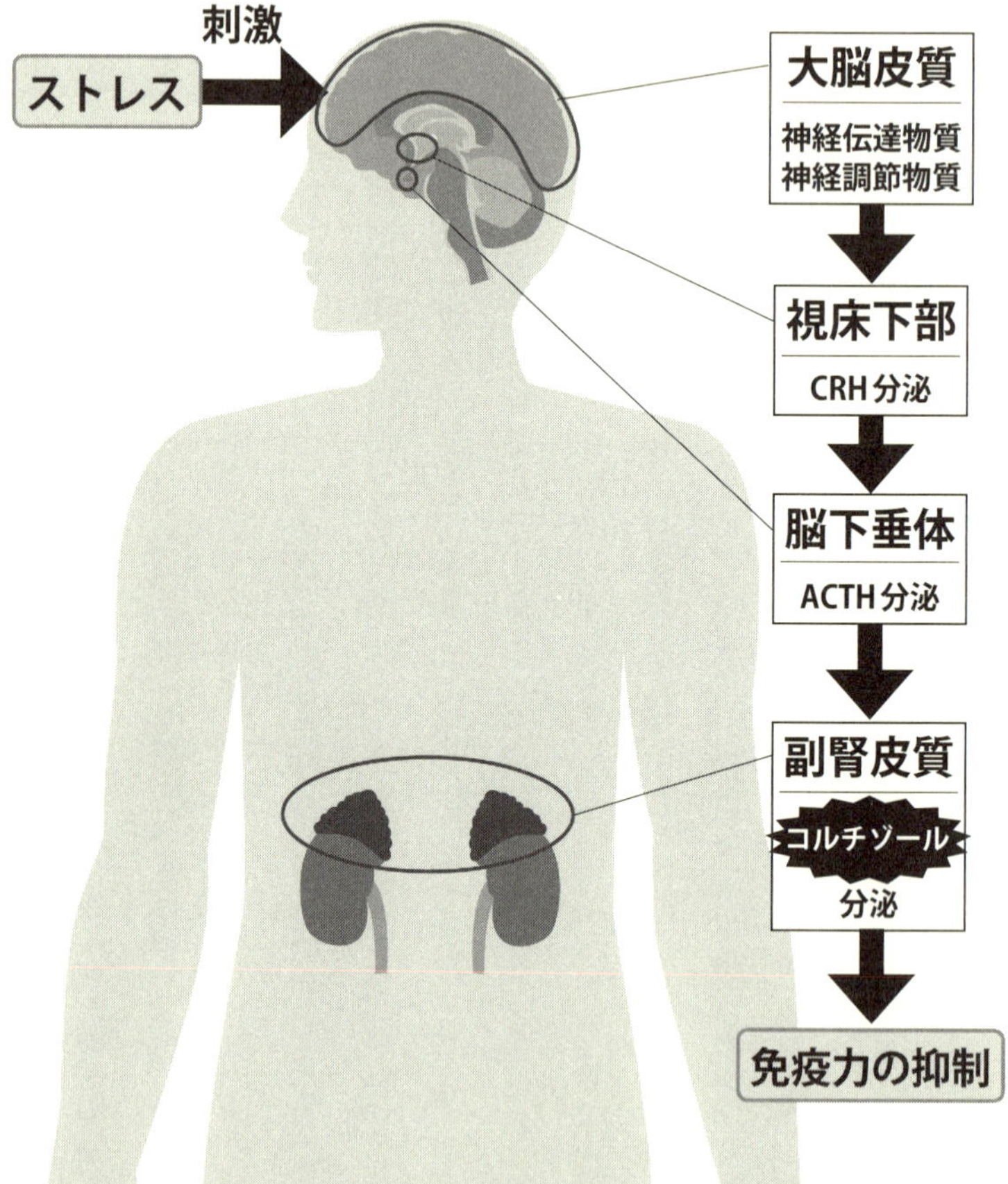

もちろん、がんにかかると免疫力が低下することがありますが、それはがんによって免疫システムがダメージを受けるからであって、免疫力が低下したからがんになったということではありません。実際には、免疫力が正常でも、がんにかかるときはかかってしまうのです。

免疫力が正常なのに、なぜがんにかかるのかという点が気になりますね。

これに対しては、免疫力が弱るからがんになるのではなく、がん細胞には免疫の攻撃をかわすしくみが備わっているからだ、という説明があります。

がんにはさまざまな種類があり、免疫細胞を増やす治療によって効果がある場合とない場合があります。このことから考えると、**免疫力が下がるからがんになる場合と、免疫力が正常でも、がん細胞が免疫を回避する能力を備えるせいで、がんになってしまう場合がある**のが実情だと思います。

ストレスがかかるとコルチゾールが分泌されて免疫力が抑制される、というのは事実ですが、幸いなことに、それがそのままがん発症には直結しないと考えてよいのです。

アドレナリンとインターロイキン33

ストレスがかかると分泌される重要な物質にはもうひとつあります。それは**アドレナリン**です。アドレナリンという物質の名前は、みなさんもお聞きになったことがあるでしょう。

アドレナリンは体を緊張状態に変化させ、呼吸、脈拍を速めます。体を狩りや戦闘の態勢に導くホルモンであることから、アドレナリンは「闘争のホルモン」ともいわれます。

この働きは、何だか聞いたことがあるような気がしませんか？

そうです。**体を「戦闘モード」に変える交感神経の働きと同じ**です。実は交感神経が活発になると体を「戦闘モード」に変える物質が放出されるのですが、そのひとつが、アドレナリンなのです。

アドレナリンは免疫システムにも影響を与えます。アドレナリンが免疫システムに与える影響は少々複雑です。

アドレナリンには、**インターロイキン33**という物質を増やす働きがあります。インターロイキン33には、さまざまな免疫細胞を活性化させる働きがあります。この活性化作用が度を越すと、アレルギーや自己免疫疾患などの免疫暴走が起こるのです。

ストレスが免疫システムに与える影響は、促進か抑制かで割り切れるほど単純ではありません。**ストレスがかかると私たちの体はコルチゾールの放出によって免疫を抑制しますが、それと同時にアドレナリンの分泌によって免疫を活性化するのです。**

ではトータルではどのような影響を与えるのでしょうか。全ては事実が物語ってくれます。

ストレスがアレルギーや自己免疫疾患を悪化させることは事実です。アレルギー性鼻炎やアトピー性皮膚炎やぜんそくの症状が、試験の前や対人関係などのストレスによって悪化したことがある人は多いはずです。

さらにストレスは、アレルギーや自己免疫疾患の原因のひとつではないかと強く疑われています。例えば関節リウマチの患者さんの中には、発症の直前に強いストレスを受けていたという人が少なくありません。

つまりストレスは免疫を暴走させ、免疫暴走を悪化させるのです。そのことから考

アドレナリンによる免疫暴走

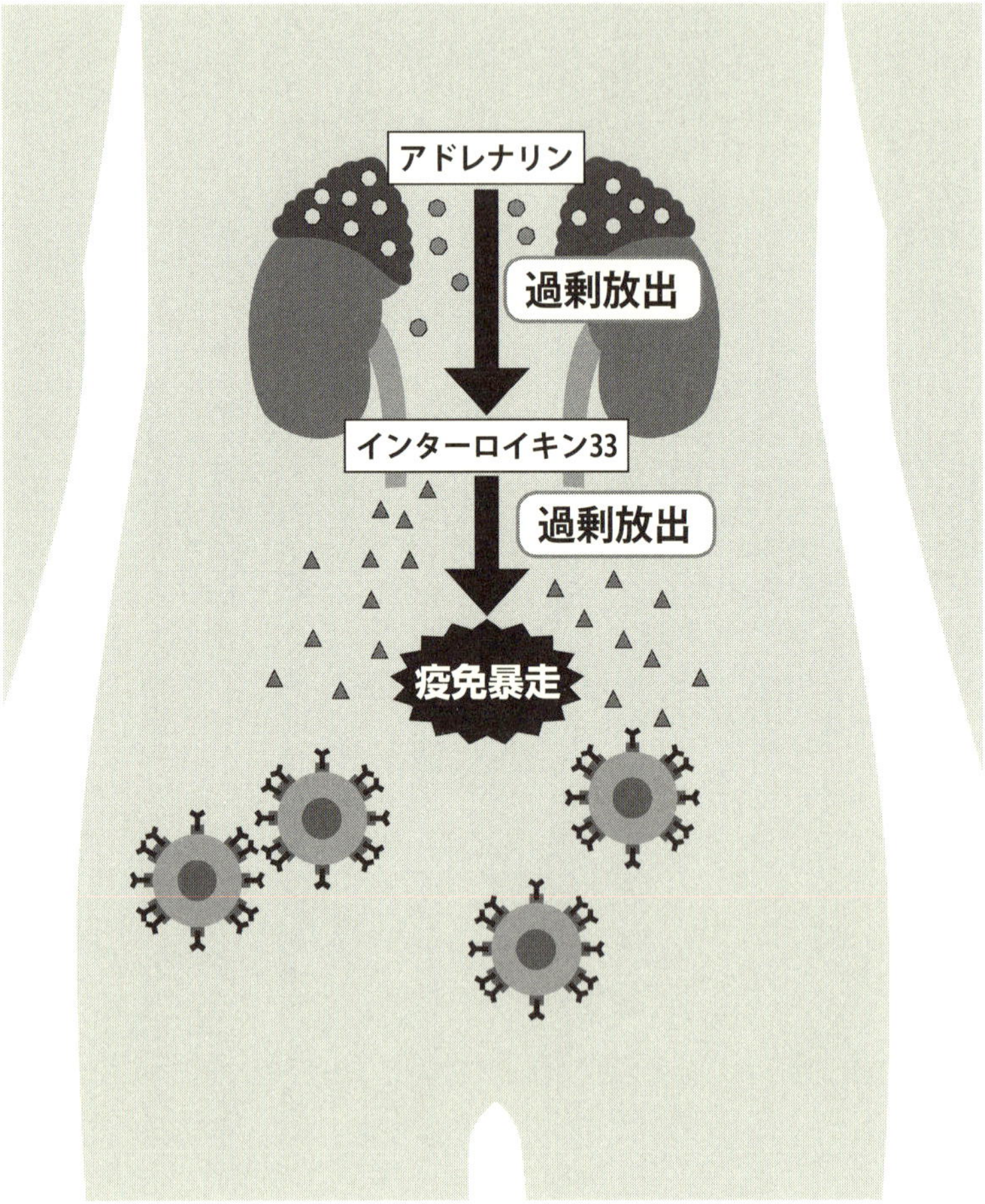

えれば、**ストレスはトータルでは免疫力を異常に強め、暴走させてしまう**と結論付けられます。

私たちがストレスを受けたときに気をつけなければならないのは、免疫力の低下ではなく、むしろ免疫暴走なのです。

まだある！　免疫暴走の引き金

ここまで、自律神経の乱れやストレスが免疫暴走の引き金になることをご紹介いたしました。

しかし免疫暴走の原因はそれだけではありません。

例えば喫煙は、アレルギーや自己免疫疾患を発症させ、悪化させると言われています。

タバコが免疫暴走を起こさせる詳しいメカニズムはまだ解明されていません。しかし、その影響はアレルギー性鼻炎やぜんそくなどのようなタバコの煙が刺激になる病気に対してだけではありません。関節リウマチのように呼吸器系以外の臓器に影響を与える自己免疫疾患の発症や悪化にも、関係しているとみられています。

このことから、**単にタバコの刺激が患部を悪化させるだけではなく、免疫システムそのものに悪影響を与えているはずだと考えられている**のです。

また**肥満が免疫暴走を引き起こす**ことも分かってきました。

太っている人ほどぜんそくにかかりやすいというデータもありますし、自己免疫疾患の発症リスクも上昇するのです。

脂肪を蓄える脂肪細胞は、単なる脂肪の貯蔵庫ではありません。免疫システムに影響を及ぼす物質を作り出す能力を持っているのです。また脂肪そのものにも免疫システムを活性化する働きがあるのです。

さらに**過労によっても免疫暴走は悪化します**。

疲れると免疫力は低下し、免疫暴走は緩和されるような気がしますが、実際には過労でアレルギーの症状が悪化する人が多いのです。

これはストレスが一方では免疫を抑制しつつ他方では免疫を暴走させ、トータルでは免疫暴走を悪化させるのと同じメカニズムが働くからだと考えてよいでしょう。

免疫暴走の原因には、性ホルモンや喫煙を除くと、共通点があります。それは**「ちょうどよい」からの逸脱**だ、ということです。

自律神経は交感神経が働き過ぎても副交感神経が働き過ぎても免疫暴走につながります。自律神経はどちらにも大きな偏りがない「ちょうどよい」状態が一番安全なのです。

体重にもちょうどよい範囲があります。それよりも太ると「肥満」になり、免疫暴走のリスクが高まります。

過労も同じです。そもそも過労の「過」は度を越しているという意味です。適度な疲労は気持ちがよいものですが、ちょうどよい範囲を超えてしまうと、免疫暴走が起きてしまうのです。

免疫を含めた生命現象は「ちょうどよい」範囲内におさまるようにできているのです。この基本認識が非常に大切なのです。

この範囲を超えることは生命現象にとっては恐らく「想定外」なのでしょう。想定外のことが起きるとエラーが発生します。免疫暴走は、こうしたエラーなのだと考えればよいのです。

3章

免疫暴走の治療

あなたも飲んだことがある免疫を抑えるクスリ

免疫暴走を放置しておくと、自分自身の体は内部から崩壊してしまいます。

では、免疫暴走に対して、どのような治療が行われているのでしょうか。これから代表的な治療薬と、その役割をご紹介しましょう。

一度でも医師に薬を処方されたことがある人なら、きっと「その薬なら聞いたことがある！」と思われるはずです。

痛み止めの代表選手ＮＳＡＩＤｓ

はじめにご紹介したいのは、**ＮＳＡＩＤｓ**と総称される薬です。

この薬は使用頻度が高く、種類も多く、たくさんの製薬会社が生産しているので、商品名もたくさんあります。

例えば**ロキソニン**という薬の名前は、聞いたことがある人も多いと思います。痛み止めの薬としてよく使われていて、生理痛を抑えるために飲んだことがあるという女性も多いはずです。

同じような目的のために使われる薬として**イブプロフェン**や**ボルタレン**という名前の薬もあります。またテレビコマーシャルで紹介されたことがある**インドメタシン**、**フェルビナク**もＮＳＡＩＤｓと総称される薬の仲間です。

私が勤務していた中国の病院では、どの薬も非常によく使われていました。病院には中国人医師の他にもアメリカ人、インド人、ロシア人、パキスタン人の医師がいましたが、私の観察によれば国籍に関係なく、イブプロフェンが一番よく使われていたようです。

ＮＳＡＩＤｓには胃腸の壁を「荒らす」副作用があり、ひどい場合には消化管に潰瘍ができてしまうことがあります。この副作用を防ぐために、ほとんどの日本人医師（日本の医師免許を持っている医師）は、胃粘膜保護剤を併用します。

しかし私の観察によると、中国人医師は特に問題がない限り、胃粘膜保護剤を処方しません。常に胃粘膜保護剤を処方していると、もし処方しないとどうなるか分からず、処方しない勇気が出ないのですが、中国流の治療でも何ら問題がないことがほとんどです。

どうやら胃腸が荒れやすい人と、そうでない人がいるようです（これは医学書にも書いてある事実です）。もし薬を飲んで胃が痛くなったことがあるとか、以前に消化管に潰瘍ができたことがある人は、病院で薬を処方してもらう前に、医師に伝えた方がよいでしょう。

日本にも薬はできる限り少ない方がよいという方針の医師もいるでしょうから、そういう医師に当たったときに、自分の体質を伝えておけば、普段は処方しない医師でも、胃粘膜保護剤を処方してくれるはずです。

さて、非常にポピュラーで、ほとんどの人が一生に一度は飲むであろうと思われるＮＳＡＩＤｓとは、どのような薬なのでしょうか？

炎症は免疫細胞によって引き起こされる

ＮＳＡＩＤｓの働きをご説明する前にまず**「炎症」**についてお話しさせていただき

炎症の４徴候

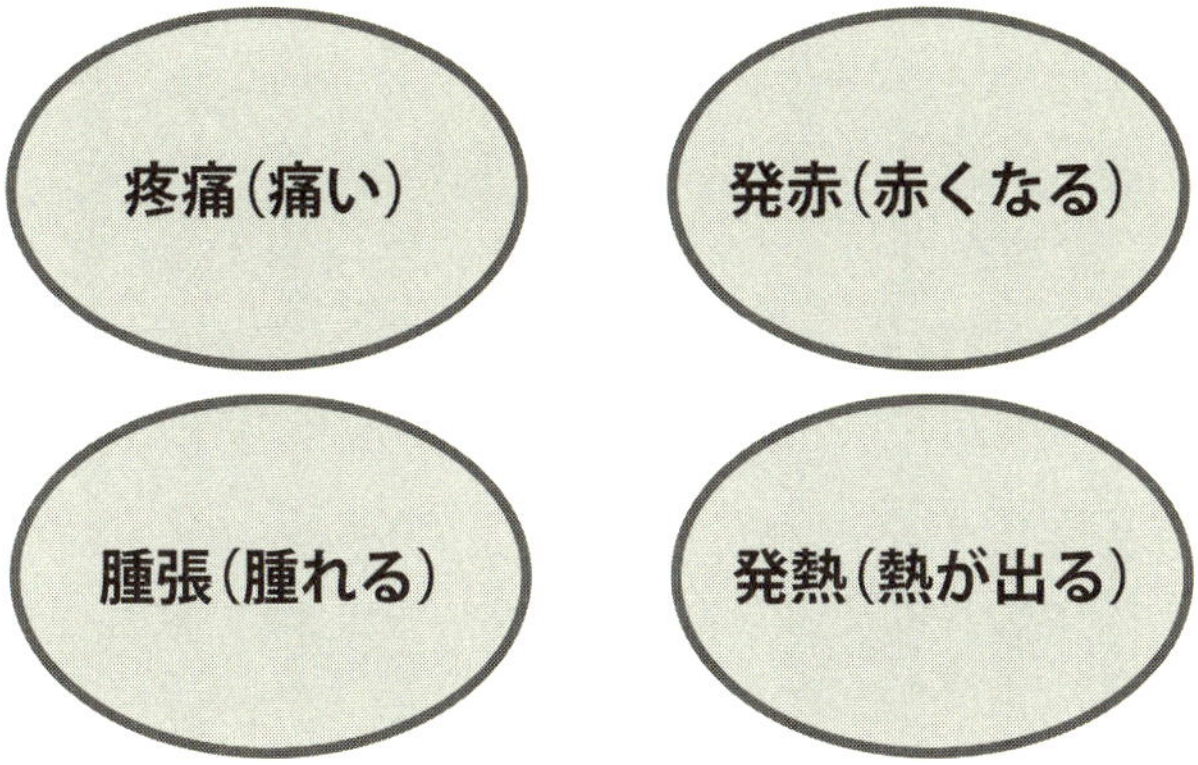

ます。炎症の理解なくしてＮＳＡＩＤｓの働きを理解することはできないからです。

中国の医学部では、炎症の性質は**「紅腫熱痛《ホンゾンルウトン》」**の四文字にまとめられています。漢字文化を共有する日本人にとっては、非常に便利で簡潔なまとめ方です。

紅は「赤くなる」ことです。例えば蚊に刺されると、刺されたところが赤くなりますね。その現象を「紅」で表しています。

腫は「腫れる」ことです。蚊に刺されたところが、ぷっくりと腫れたり、ケガをしたところが腫れたりする現象が「腫」に相当します。

熱は「熱を持つ」ことです。打撲した箇所が熱を持ったり、かぜで熱が出るのが、この「熱」に相当する現象です。

痛は文字通り「痛い」ことです。かぜを引いたとき、のどが痛くなりますね。あれが「痛」に相当します。

こうしてみると、誰でも炎症を経験しているはずです。実は、この炎症という現象は、非常に複雑な免疫反応なのです。**体の中に侵入してきた敵を排除しようとする免疫細胞の働きによって「紅腫熱痛」の現象が生じる**のです。

話を分かりやすくするために、炎症のごく一部をご紹介しましょう。

体が外敵の侵入などでダメージを受けると、それを察知する細胞が控えていて、**炎症メディエーター**と呼ばれる物質を放出します。炎症メディエーターはいくつかの物質の総称なのですが、その中に**プロスタグランジン**という物質があります。プロスタグランジンは、かぜを引くとなぜ熱が出るのかご説明したときに登場した物質なので、読者の中にはおぼえている方もいらっしゃるでしょう。

念のためもう一度復習しましょう。プロスタグランジンは体温調節中枢に作用して体温を上げたり、血管を拡張させる働きを持っていました。

実はそれだけではなく、体が痛みに対して敏感になるように作用することで、炎症の特徴である「痛」を感じさせる働きも持っているのです。

このプロスタグランジンは**アラキドン酸**という物質から作られます。このときに**COX（シクロオキシゲナーゼ）**という酵素が必ず必要になります。

大切なのは、プロスタグランジンを作るにはCOXの働きが必要だ、という点です。

ここまで来ると、ようやくNSAIDsの働きを説明する準備が整いました。

NSAIDsの作用

NSAIDsは、プロスタグランジンを作るのに必要なCOXの働きを妨害する薬なのです。

NSAIDsを飲むと、COXが働かなくなるので、プロスタグランジンが作られなくなります。その結果、発熱が止まり、痛みもおさまるのです。NSAIDsが「解

NSAIDsの働き

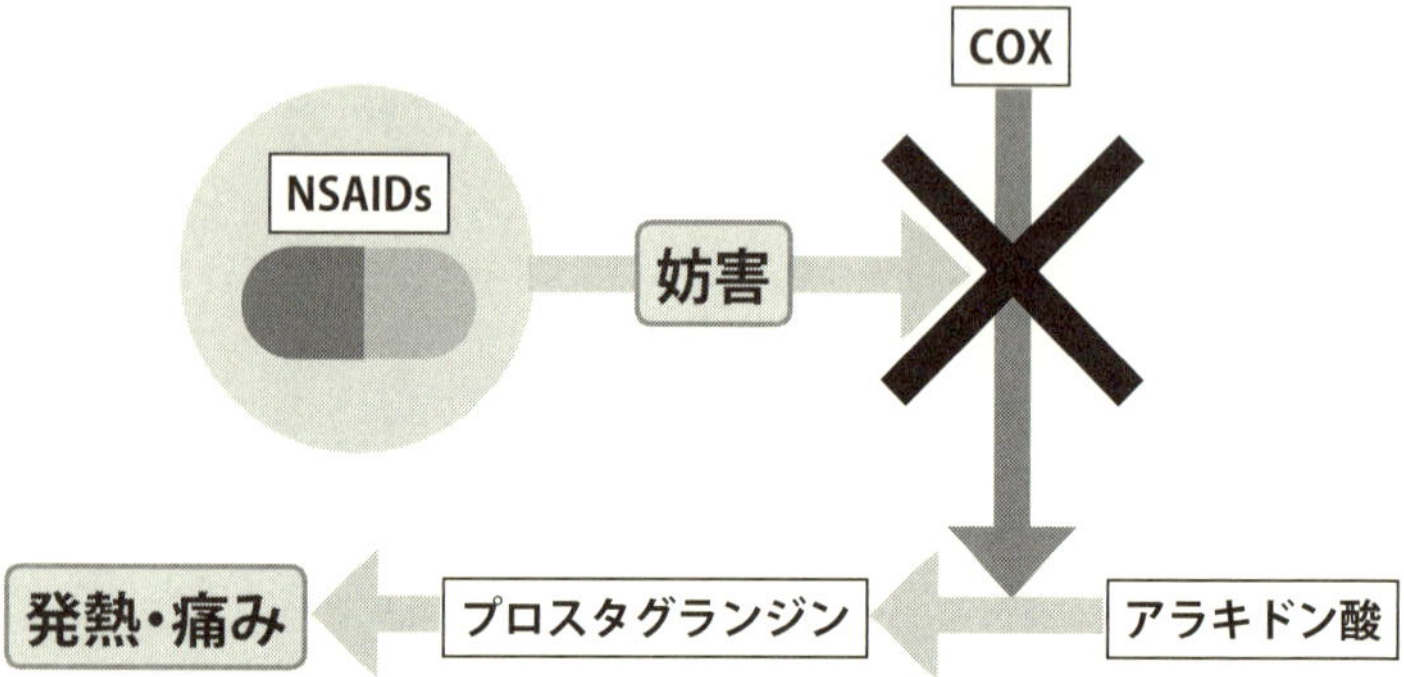

**NSAIDsを飲むと、COXがプロスタグランジンに
働きかけることを防ぐため、発熱・痛みが起こらない**

熱鎮痛薬」と呼ばれるのは、このためです。

ＮＳＡＩＤｓを使うときに注意しなければならないことがあります。

炎症自体は正常な免疫反応です。ですから、炎症を必要以上に抑制すると、外敵を排除する力が失われて、別の問題が生じます。たまにロキソニンを一般的な用量の2倍飲むとか、3倍飲むというような人がいますが、このような使い方はお勧めできません。炎症抑制は必要最小限度にとどめる必要があります。

また、副作用の問題もあるので、特に小さなお子さんには使える薬は限られています。お子さんが熱を出したので、自分に処方された薬を使ってしまおうというのは、非常に危険な行為ですから、絶対にやめてくださいね。

炎症は、その反応が強過ぎると自分自身の体がダメージを受けてしまうので、そういう場合に限ってNSAIDsで緩和するのです。

もうお気づきのように、NSAIDsは正常な免疫反応である炎症を「軽くする」薬です。言い方を変えれば免疫反応を軽くする、つまり「免疫力を弱める」薬なのです。

かぜを引いたときに、みなさんがひどい頭痛やのどの痛み、発熱などで苦しむのは、免疫力が弱いからではなく、強く働き過ぎだからです。

そうだからこそ、NSAIDsで免疫の働きを弱める必要があるのです。

花粉症バスター「ヒスタミン・ブロッカー」

日本に花粉症やアトピー性皮膚炎の患者さんは何人いるのか。想像すらできないいくらい大勢の患者さんがいらっしゃるようです。

つまり免疫暴走は、ごくごく一般的な現象になってしまっているのです。

たまに花粉症やアトピー性皮膚炎の患者さんに対して「免疫力を強める」と称する食べ物やサプリを勧める人がいますが、免疫暴走を抑えなければならないのに免疫力を強めるとは、これいかに？

医師が行う治療は、まったく逆です。いわゆる**アレルギーの治療には、免疫力を制限することが必要**なのです。

これまで何度か触れてきましたが、花粉症などのいわゆるアレルギーの症状は、体にとっての異物を察知した細胞が**ヒスタミン**という物質を放出することによって出現します。

ヒスタミンは、かゆみ、腫れ、赤みを出現させる原因物質ですから、いわゆるアレルギーのつらい症状は、ヒスタミンが元凶だといってよいのです。

ただし、ヒスタミンは、放出されただけでは、いわゆるアレルギーの症状を出現させることはできません。

かゆみを例に説明しましょう。

ヒスタミンが放出されると、知覚神経と結合します。そうするとその刺激が電気信号となって脳に伝わり、その結果、かゆみとして知覚されるのです。

ヒスタミンは知覚神経のどこにでも結合できるわけではありません。ヒスタミンと結合することができる構造を持った部位とだけ結合できるのです。そのような部位を**ヒスタミン・レセプター**といいます。

神経の他にもヒスタミン・レセプターがあります。例えば血管内皮細胞にもヒスタミン・レセプターがあり、これとヒスタミンが結合すると、血管が拡張します。気管支の平滑筋《へいかつきん》にあるヒスタミン・レセプターと結合すれば、平滑筋が収縮して呼吸が苦しくなります。

このように、ヒスタミンが作用するには、ヒスタミン・レセプターと結合する必要があるのです。

この性質を逆手にとって、ヒスタミンがヒスタミン・レセプターと結合できなくすれば、いわゆるアレルギーの症状を抑えることができます。

このコンセプトに基づいて作られた薬が**ヒスタミン・ブロッカー**です。ヒスタミン・ブロッカーは、ヒスタミン・レセプターを塞いでしまう薬です。ヒスタミン・レセプ

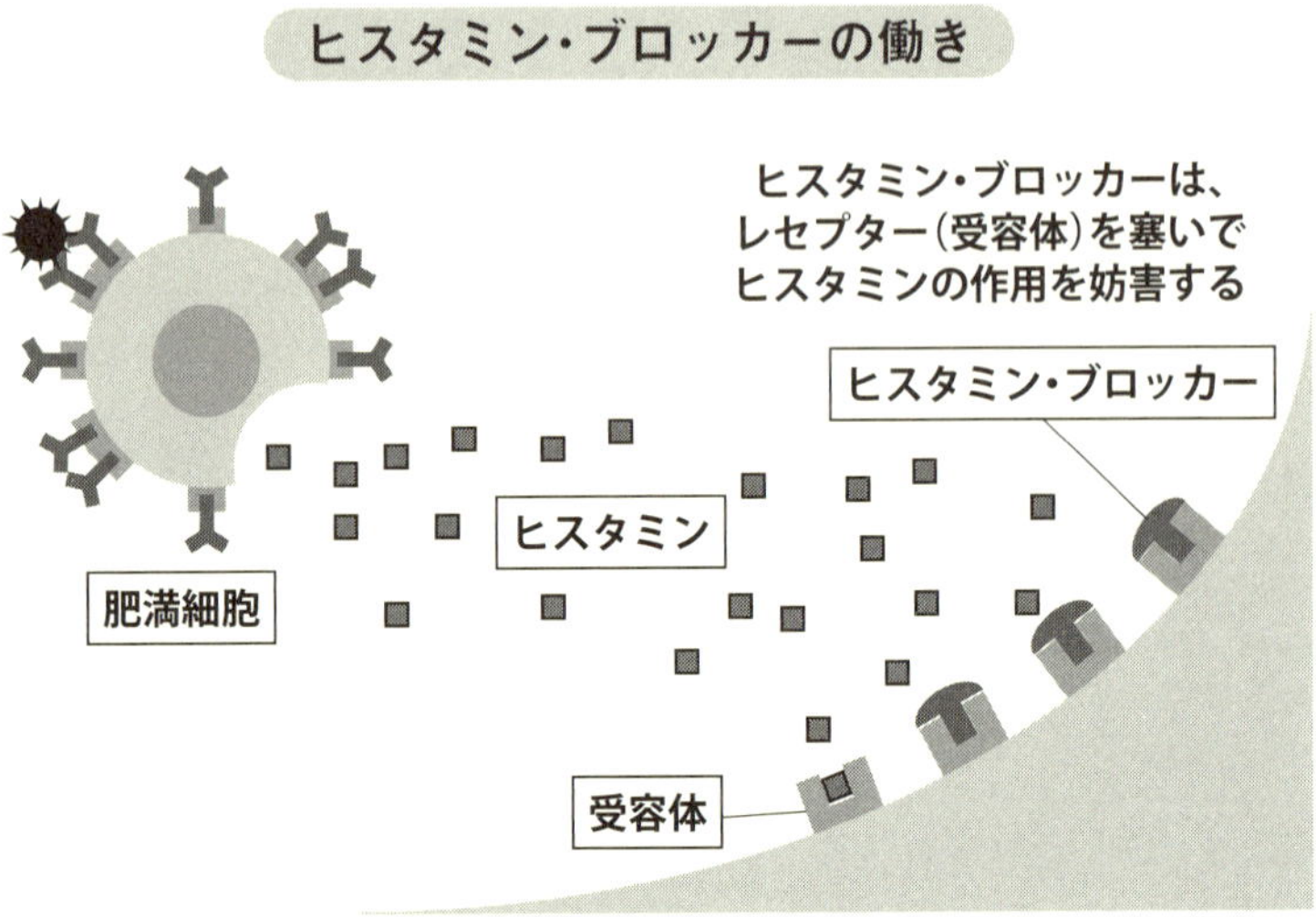

ターを塞いでしまうと、ヒスタミンはヒスタミン・レセプターに結合できなくなるので、いわゆるアレルギーの症状がおさまるのです。

ヒスタミン・ブロッカーは花粉症の治療にもアトピー性皮膚炎の治療にも使われる非常にポピュラーな薬です。具体的な名前としては、**クラリチン**、**ジルテック**、**アレグラ**などがあります。花粉症の人なら、この中のどれかひとつくらいは飲んだことがあるはずです。

これらの薬は、ヒスタミンという免疫細胞の「命令書」が他の細胞に伝わらないようにしてしまう薬です。つまり免疫の働きを遮断して免疫反応を「弱める薬」です。花粉症、アトピー性皮膚炎などのアレルギー疾患は免疫暴走ですから、このような薬が必要になるのです。

アレルギーの治療に用いられている薬の作用が分かれば、アレルギーの症状に苦しんでいるのに「免疫力を強める」ことが逆効果だということがお分かりいただけるでしょう。

副腎皮質ステロイド

ＮＳＡＩＤｓやヒスタミン・ブロッカーは、医師の処方箋なしに薬局で購入できる薬の中にも含まれていることがありますから、非常に身近な薬です。

しかし症状がひどいときや、自己免疫疾患をコントロールする場合には、いわゆる**ステロイド**という薬を使うことになります。

ステロイドという薬の名前は、聞いたことがある人も多いのではないでしょうか。

ステロイドは、もともとヒトの体の中にあるホルモンに似せて作られた薬で、非常にたくさんの種類があります。

薬としての効果は抜群ですが、さまざまな副作用があることでも知られているので、ステロイドだけは使いたくないという患者さんも、たまにいらっしゃいます。

しかし免疫暴走が一定のレベルを超えた場合には、ステロイドを使わなければ命に関わることもあります。ステロイドは必要なときには躊躇なく使うべき薬なのです。

ステロイドの働き

NSAIDsやヒスタミン・ブロッカーは、特定の物質の働きをストップして、免疫反応を抑えこむ薬でした。つまり免疫の働きの一部分だけを抑制するのです。

これに対して、**ステロイドは多面的に免疫力を抑制する薬です。例えば免疫暴走を悪化させるいくつもの物質が作られないようにストップしたり、免疫細胞の働きを遺伝子レベルで抑制したりして、免疫暴走にブレーキをかけることができるのです。**

ステロイドの効き目は多面的ですから、NSAIDsやヒスタミン・ブロッカーよ

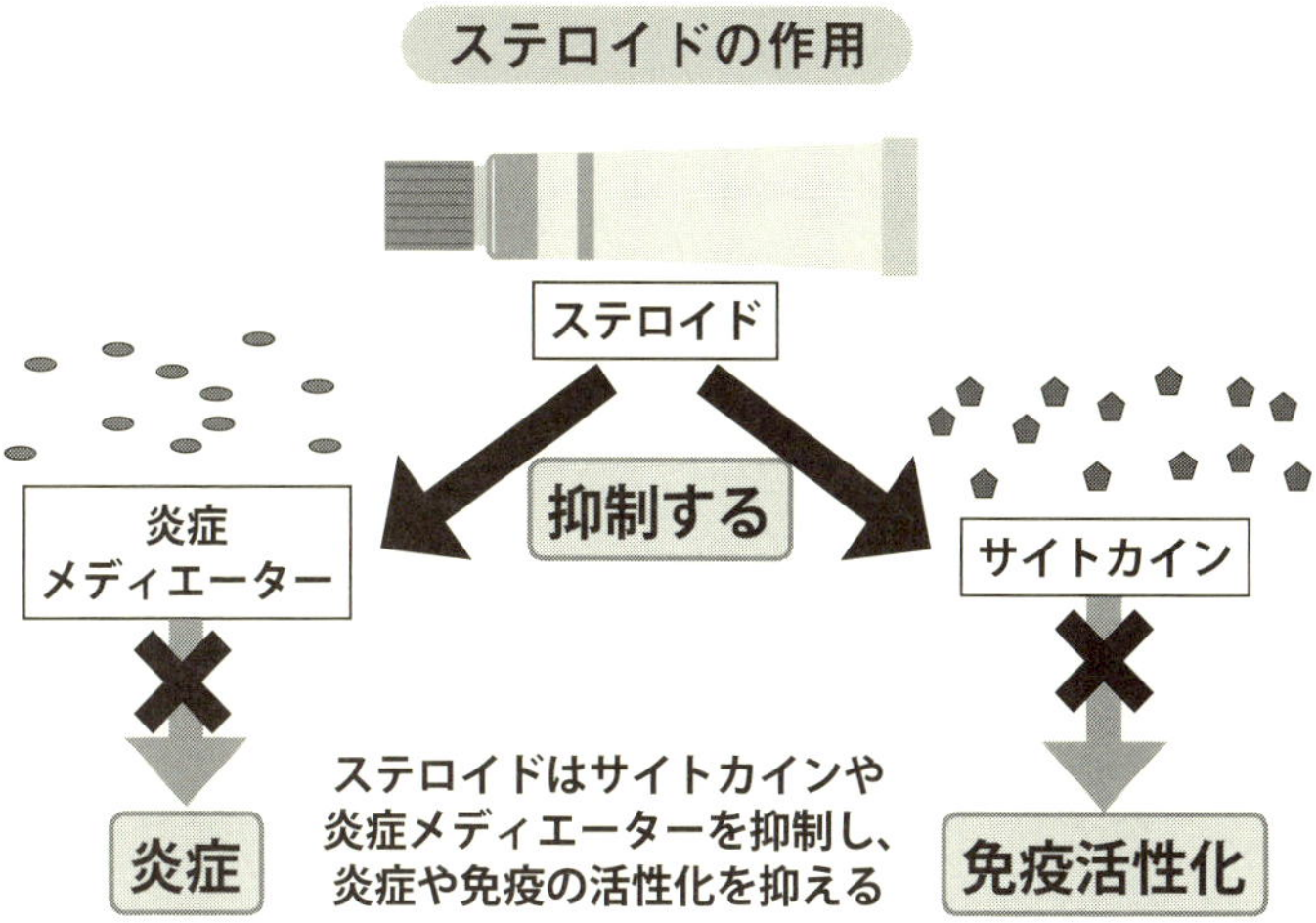

りも強力です。ですから例えばアトピー性皮膚炎の症状がヒスタミン・ブロッカーでもおさまらないときなどに、ステロイドが処方されることがあります。

ステロイドの副作用の多くは、長期間飲み続けた場合に出るものなので、数日分のステロイドならほとんど心配する必要はありません。

例えばアトピー性皮膚炎が悪化したときなどには、ステロイドを避けて長いあいだ炎症が続くよりも、ステロイドで炎症を鎮めた方が、皮膚のバリアーが回復してよい結果につながると考えてください。

プロスタグランジンやヒスタミンのような個別の物質の働きをストップするだけでは免疫暴走が止まらないことがあります。そして不幸なことに、免疫暴走が簡単に止まらない患者さんは、非常にたくさんいらっしゃいます。そんなときでもステロイドを使えば大抵の場合は免疫暴走が止まります。

重症のアレルギー疾患や自己免疫疾患の患者さん、致死性の炎症が起きてしまった患者さん。こうした患者さんにとっては、ステロイドは非常に頼もしい薬なのです。

ポピュラーな薬は免疫力を抑える薬

みなさんの中には、この章でご紹介したNSAIDsやヒスタミン・ブロッカー、ステロイドのどれかを飲んだことがある人は少なくないはずです。

すでにご説明したように、これらの薬は何らかの意味で免疫力を低下させる作用を持っています。

なぜ非常にポピュラーな薬が、免疫力を抑える作用を持っているのかといえば、私

たちがかかりやすい病気の多くが「免疫力の低下」ではなく「免疫暴走」によるものだからです。

この章でご紹介した薬とは逆に、サイトカインや免疫賦活剤《めんえきふかつざい》のように免疫を活性化する薬もあることはあります。しかしこうした薬は誰もが使う薬とはいえません。がんの治療など特殊な場合に使われる薬なのです。

免疫力は強過ぎても弱過ぎてもいけませんが、**私たちにとって身近な多くの病気は免疫力が強過ぎる免疫暴走によるものだということは、ポピュラーな治療薬の作用からも裏づけられる**のです。

4
章

免疫暴走を防ぐ生活習慣

ちょうどよいが理想

私たちの体は無意識のうちに免疫バランスをちょうどよい状態に保っています。また一時的に免疫暴走が起きても、もとの状態に戻す機能を備えています。

免疫力は弱過ぎても問題がありますが、強過ぎるのも危険ですから、ちょうどよいバランスは非常に微妙なものです。このバランスが崩れると病気になってしまうことは、もうご理解いただいたはずです。

しかし幸いなことに、私たちの体はその絶妙なバランスを保つ能力を備えているのです。その能力のおかげで多くの人は免疫不全にもならなければ、免疫暴走にもなりません。

もしあなたが現在健康なら、それが「ちょうどよい」バランスがとれた状態です。そのようなときに免疫力のバランスを崩してしまうようなことをしてはいけません。

非常に繊細で微妙なバランスが保たれているのに、人為的に免疫力を強めたり、逆に免疫力を弱めるようなことをすれば、免疫力のバランスが崩れてしまう危険性があるのです。

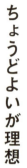

世の中には何の問題もないのに「もっと健康になりたい」と思っている人がたくさんいます。しかし健康は体のさまざまな機能や要素が絶妙なバランスを保っている状態ですから、「もっと健康」などと考えるのは間違いなのです。

すでに健康なのに、免疫力を強めて、もっと健康になろうと考えるのは、プロの料理人が作った料理を「もっとおいしくしよう」と考えてタバスコをかけるようなものです。その結果、微妙なバランスは台無しになってしまいます。

バランスが取れているときに考えなければいけないのは、余計なことをしないこと、いまのバランスを崩さないようにすることです。

「本来あるべき環境」が大切

では、体の微妙なバランスを維持するためには、どのようなことに気をつける必要があるのでしょうか？

それを考えるヒントは、生命の進化に隠されています。

地球上にはさまざまな生き物が暮らしています。その種類は動物だけでも100万種を超えると言われています。これだけ多くの種類があるのですから、姿かたちも多種多様です。

私たちの仲間である哺乳類だけを見ても、ゾウからリスまで、大きいものも小さいものも揃っています。コウモリのように空を飛ぶ哺乳類もいれば、イルカやクジラのように海のなかで暮らす哺乳類もいます。

どうして動物はこれほどまでに多様なのでしょうか？

それは環境に適応したからです。海の中で暮らすアザラシは、手がヒレの形になっていますし、草を食べるウマやウシの歯は、草をすりつぶしやすい形になっています。環境に適応しているのは外見だけではありません。**体の中も環境に適応している**のです。

例えば、寒いところで暮らす動物は皮下脂肪が厚くなっています。乾燥した土地で暮らす動物の腎臓は水分を再吸収して、できるだけ大切に使おうとしています。草食動物の胃腸は消化しにくい草を分解するために長い腸を持っていますし、いくつもの胃が発達している場合もあります。

つまり**動物にはそれぞれ本来あるべき環境というものがある**のです。もしも北極のアザラシを沖縄旅行に招待したら、すぐに動けなくなって寝込んでしまうでしょう。

ヒトの体も同じです。

ヒトの体も環境に適応して進化してきたのですから、本来あるべき環境を保つことが大切です。

そうした環境の中で暮らしているときにヒトの体は本来の機能を発揮し、私たちの体にもともと備わった「免疫力をちょうどよい状態にキープする能力」が最大限に働くのです。

自然のリズム

免疫力をちょうどよい状態にキープするためにもうひとつ大切なことがあります。

私たちの体にはリズム・周期・バランスがあります。

例えば睡眠の周期、食事の時間、活動と休息のバランスなどです。女性であれば生理周期も体のリズムのひとつです。

目に見えるリズムやバランスのほかにも、自律神経のバランスやホルモン分泌のリズムなど、私たちの体の中にはいくつもの周期やバランスがあります。

こうした周期やバランスは自然のリズムと無関係ではありません。夜昼、夏冬、湿気と乾燥。こうした自然界の周期や状態は人体に直接間接の影響を与え、わたしたちの体のリズムとシンクロしているのです。

言い換えますと、自然界のリズムと体のリズムには、本来あるべき関係が存在します。そのリズムから逸脱すれば、体の中のリズムも平衡も乱されてしまいます。そのことが免疫バランスにも悪影響を与え、免疫暴走へとつながるのです。

ではヒトの体に合った本来の環境や、自然のリズムに反しないためにはどうすればよいのでしょうか。これから具体的にご説明しましょう。

食事と免疫

私たちは毎日食事をします。食事をすると、胃腸の働きが活発になります。このとき副交感神経が働くことはすでにご紹介しました。

では、副交感神経が働くと免疫力はどうなるのか。これもすでに一度ご紹介したので、おぼえている方もいらっしゃるでしょう。しかしこれは大切なポイントなので、念のために繰り返してご説明します。

副交感神経はリラックス神経です。ですから副交感神経が活発になると、免疫力も「休んでしまう」ような気がします。しかし実際にはその逆で、免疫力はむしろ活発化するのです。

この体のしくみは、実は非常に理にかなっています。

食べ物を食べるということは、ばい菌やウイルスの立場からすれば、私たちの体の中に入りこむチャンスなのです。食べ物と一緒に私たちの体の中に侵入し、あわよくば感染しようと狙っているのです。

しかし、そうは問屋が卸しません。**食べ物を食べると副交感神経が活発になり、胃腸の働きが活発になると同時に免疫力も強まります。そうすることによって、私たちの体の中に入り込もうと狙っていたばい菌やウイルスを撃退しているのです。**

食事をすると免疫が活性化する

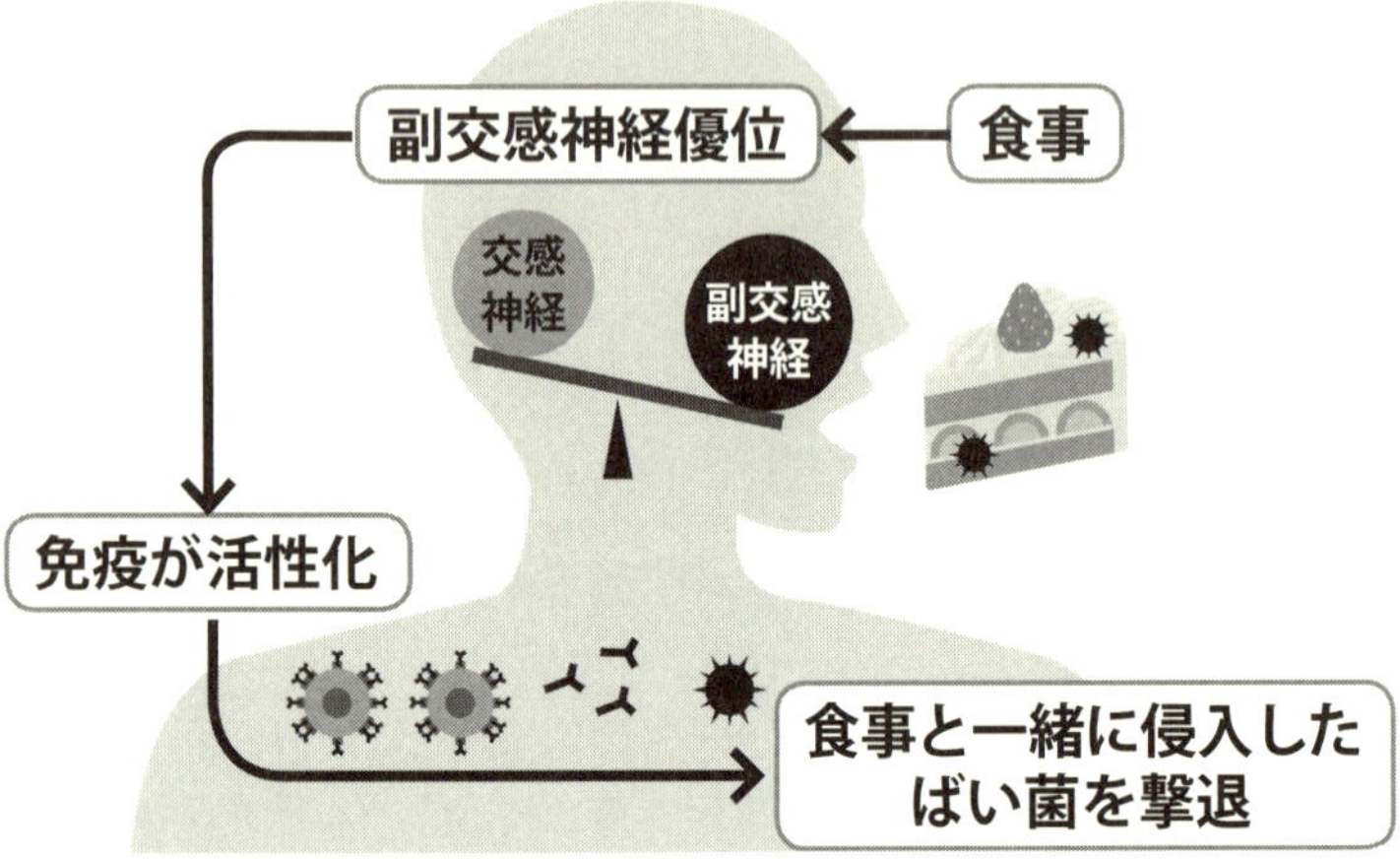

このような体のしくみは、清潔大国である日本に暮らしていると、あまり実感が分かないかもしれません。しかし野生の動物を見れば明らかです。

動物は泥水を飲んでも、腐りかけた肉を食べても病気になりません。ばい菌だらけの食べ物を食べても、免疫力が活性化して体を守ってくれるからです。

私たちの体のしくみも基本は同じです。食事をすると免疫力が活性化して、食べ物と一緒に体に入ってくるばい菌を撃退し、体を守ってくれるのです。

食事の後に免疫力が活性化するのは生き物として当然の反応ですから、悪いことではありません。

しかし免疫力が活性化した状態が長く続くのは問題です。

ヒトは本来いつでも好きなだけ食べ物を食べられる環境ではなく、どちらかと言えば食料は苦労しなければ手に入らない環境で進化してきました。

自然界では食べ物は貴重で、おなかいっぱい食べられるなどということは、普通はあり得ないのです。その証拠に、メタボのサルやメタボのライオンなどは、自然界にはいません。

自然な状態では、食事をして免疫力が活性化される時間は、何も食べず免疫力が沈静化している時間よりも短いのが普通なのです。

また、毎回の食事で食べきれないほど食べるのも不自然です。自然界では食べきれないほど食料を手に入れることは困難だからです。

つまり、**大量に食べてしまうと、本来ならありえないほどに免疫力が活性化してしまう危険性がある**のです。

間食や夜食、さらには食べ過ぎ。こうしたことの繰り返しで免疫活性化と沈静化のバランスが乱れ、常に免疫力が活性化した状態が続くと、免疫暴走につながる可能性が高いのです。

意識するだけでも違う

私たちは食べ物の誘惑に囲まれて生活しています。

一歩街に出ればおいしそうな食べ物の宣伝が目に付きますし、コンビニに行けばつい手を出したくなるさまざまな食べ物が並んでいます。これでは、ちょっと油断すると食べ過ぎたり間食をしたりしてしまっても、仕方がないとも言えるでしょう。

ところが生き物としてのヒトがこのような生活をするようになったのは、つい最近のことです。**体のしくみは、まだ昔のままですから、ホルモンバランスも免疫バランスも戸惑っている**のです。

体には順応性があるので、食べ過ぎたり間食をしたりしても、すぐに問題が起きるわけではありません。しかしそれが習慣になり、その習慣から抜け出せなくなると、長い目でみれば肥満、高脂血症、糖尿病、高血圧など、さまざまな問題につながります。

食べ過ぎ自体が生き物としてのヒトにとっては異常事態なのだ、ということを意識していれば、食べ物の誘惑に完全に負けてしまうことはないでしょう。

昔から言われている「腹八分目」や、最近流行のファスティング（断食）は、免疫暴走を防ぐという観点からも一理あるのです。

免疫暴走と食品

食べ物の話の延長として、免疫暴走を直接悪化させる可能性を秘めた食べ物があることをご紹介しましょう。

私たちが普段、何気なく口にしている食品の中には、免疫細胞を活性化するスイッチと同じ働きをする物質を含むものがあります。免疫暴走が起きているときに、このような食べ物を口にすると、症状が悪化する可能性があります。

ただしこれには個人差がありますので、あまり神経質になる必要はありません。一度食べて違和感があった場合には、次から気をつける程度で大丈夫です。

●赤身魚

「私はサバ・アレルギーだ」という人は珍しくありません。

サバ・アレルギーの人には、ふたつのタイプがあります。ひとつは本当の**サバ・アレルギー**で、もうひとつは、**ヒスタミン食中毒**です。

本当のサバ・アレルギーは、花粉症やタマゴ・アレルギーと同じしくみで起こります。本当のサバ・アレルギーの人の体の中には、サバを敵とみなすセンサーが作られてしまっているのです。

そのような人がサバを食べると「敵が来た」と勘違いした免疫細胞からヒスタミンが放出されます。ヒスタミンは炎症を引き起こす免疫活性化物質の代表選手ですから、ヒスタミンの作用で皮膚が赤く腫れたり、かゆくなったりするのです。

このように、本当のサバ・アレルギーは、サバに対するセンサーが反応して、自分自身の免疫細胞の中に蓄えられていたヒスタミンが放出されることで起きるのですが、

サバ・アレルギーとヒスタミン中毒の違い

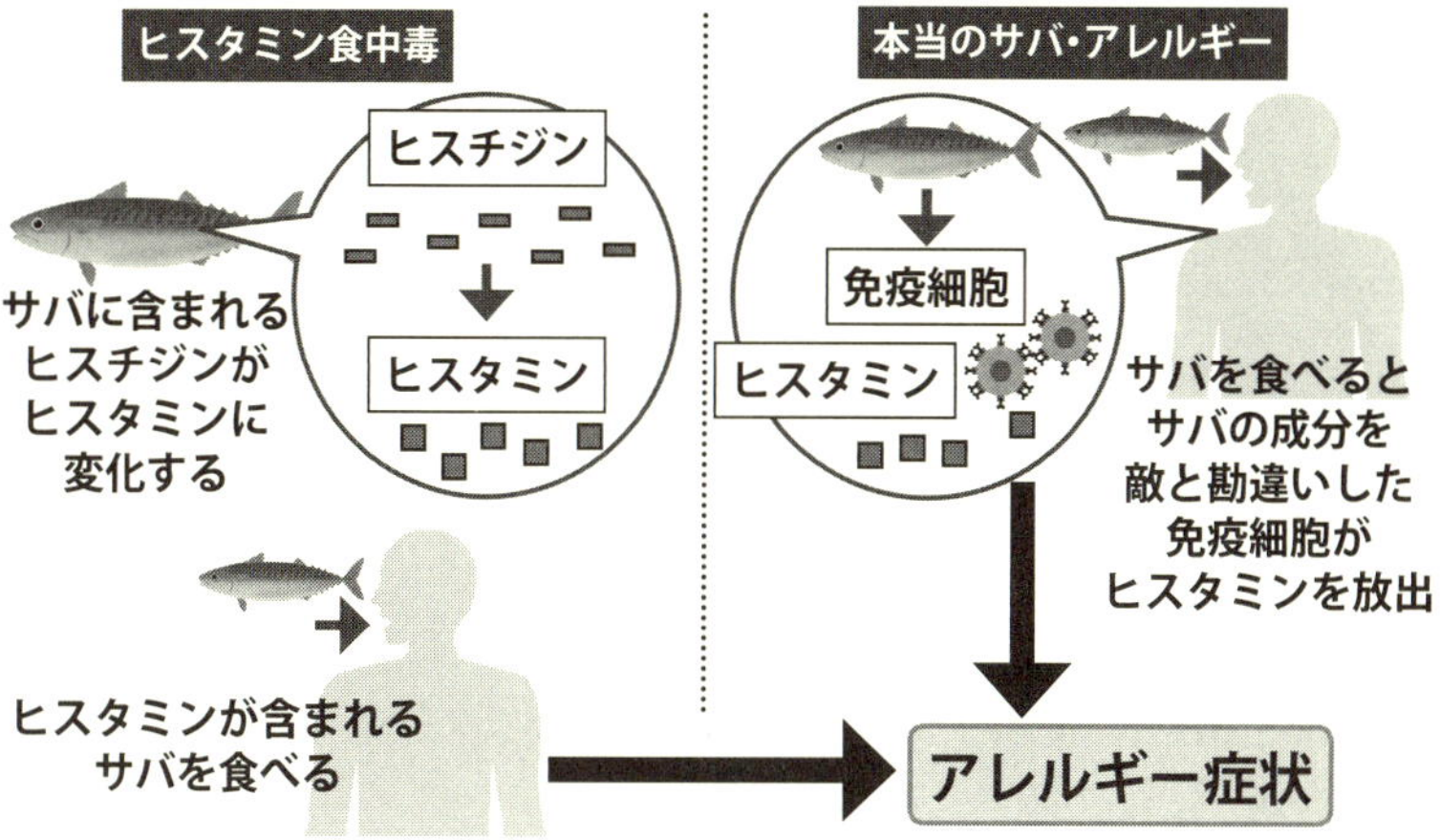

体の外からヒスタミンが入ってきても同じことが起きます。それがヒスタミン食中毒です。

サバには、ヒスタミンのモトであるヒスチジンという物質が大量に含まれています。このヒスチジンは、ある種の細菌の作り出す酵素によって、ヒスタミンに変化します。ですから細菌が繁殖する環境である程度時間が経ったサバには、ヒスタミンが含まれているのです。

言うまでもなく、このようなサバを食べるのは、ヒスタミンを食べるのと同じことです。そしてヒスタミンを食べれば、体の中でヒスタミンが放出されたのと同じ状態になります。ですから保存状態が悪いサバを食べると、アレルギーと同じような症状が出てしまうのです。

実は、この現象はサバに限りません。ヒスチジンを含む食材であれば、同じことが起こる可能性は十分にあります。実際、マグロやカツオなどの赤身魚にはヒスチジンが多く含まれているので、常温で放置しておくと、ヒスタミン食中毒の危険性があります。

しかしヒスタミンが怖いからといって、赤身魚を避ける必要はありません。重要なポイントは「買って来たらすぐに食べる」に尽きます。新鮮なうちはヒスチジンがヒスタミンに変化していないので大丈夫なのです。

なお、**いったんヒスタミンができてしまうと、火を通してもヒスタミンはほとんど分解されませんから「焼いたから大丈夫」とはならないので、ご注意を。**

●赤身魚以外のヒスタミン・ヒスチジンを含む食品

赤身魚以外でも、ヒスタミンまたはヒスチジンを含む食品があります。それは、**牛肉、馬肉、ハム、トマト、ナス、ホウレンソウ、タケノコ、エノキダケ、セロリ、ワ**

イン、チーズなどです。

ただし、アレルギー体質だからといって、これらの食材を絶対に口にしてはいけないわけではありません。考えてもみてください。私はアレルギー体質だけど、トマトサラダを食べても大丈夫、という人が大半であるはずです。

大切なのは食べる量です。食材にわずかに含まれているヒスタミンが、同じものを大量に食べると、トータルでは危険なレベルを超えてしまうのです。

偏った食事がよくないと言われるのは、栄養が偏るからだけではなく、同じものだけをたくさん食べると、アレルギーに似た症状を誘発する物質が危険なレベルを超えてしまうことがあるからです。

免疫暴走のスイッチが入らないようにするためには、同じものを同時に大量に食べるのではなく、**いろいろなものを少しずつ分けて食べることも大変重要**なことなのです。

●タケノコ

タケノコには、**アセチルコリン**という物質が含まれています。

アセチルコリンは副交感神経が働いているときに分泌される物質です。

副交感神経はリラックス神経ですが、免疫力を強める働きを持つことは、すでにご紹介しました。**副交感神経から分泌されるアセチルコリンには、免疫力を強めるスイッチとしての役割があるのです。**

ですからアセチルコリンを食べると、免疫暴走を悪化させる危険性があります。アセチルコリンを含む食材は、特に免疫暴走が起きているときは念のため控えるとよいでしょう。またどうしても食べたい人は、食べ過ぎにご注意を。

なお、アセチルコリンを含む食品にはタケノコの他にも、**トマト、ナス、ヤマイモ、ピーナッツ、ソバ**などがあります。

●パイナップル

パイナップルには**セロトニン**という物質が含まれています。

セロトニンはヒスタミンと同じように、免疫反応である炎症を引き起こすスイッチのひとつです。**セロトニンによって血管が拡がり、血液の水分が血管の外へにじみ出やすくなります。**

ですから例えばアトピー性皮膚炎の患者さんがセロトニンを食べ過ぎると、皮膚の赤みや腫れがひどくなる危険性があるのです。特に炎症が起きているときには、念のためセロトニンを多く含む食品は控えた方がよいでしょう。

セロトニンを含む食品には、パイナップルの他にも、**バナナ、キウイフルーツ、メロン、トマト、アボガド**などがあります。

●カフェイン

カフェインは交感神経を興奮させるので、適量を超えると免疫暴走を悪化させます。

コーヒーやお茶を飲んで症状が悪化する場合は、残念ながら飲むのを控えた方がいいでしょう。

また、お茶やコーヒーなど、カフェインを含む飲料は、夜よりも朝飲む方が体のリズムに合っています。これから活動するというときに交感神経を活発にするからです。逆にこれから休息するというときにカフェインはふさわしくありません。

コーヒーを大量に飲んで徹夜する人は、交感神経を焼き切るくらいに酷使してしまいます。これが免疫バランスに悪影響を与えないはずはありません。特に免疫暴走による病気を持っている人は、カフェインの力を借りて徹夜などしてはいけません。

コーヒーやお茶は習慣化しますので、意識的に止めない限り、ついつい飲んでしまいます。夜カフェインを摂取している人は、飲むタイミングを朝に変えるように決意しましょう。

カフェインについて、もうひとつ注意すべきは、清涼飲料水への添加です。清涼飲料水の成分表示をよく見ると、カフェイン入りの飲料は珍しくありません。含有量は大抵の場合、コーヒーやお茶よりも少ないのですが、たくさん飲む人はカロリーだけではなく、カフェインのとり過ぎにも注意しましょう。

運動と免疫

適度な運動はストレスの発散になりますし、エネルギーを消費してメタボを防ぐ効果もあります。ですから運動は体に良いと考えている人も多いようです。

確かにその通りなのですが、**体によいのは「適度な」運動です。激しい運動は活性**

酸素を発生させ、細胞を傷つけます。また疲労により体の働きが弱まり、バランスが崩れます。

スポーツ選手は健康の代名詞のように思われがちですが、プロのスポーツ選手には早死にする人が意外に多いのです。これはプロスポーツ選手が、精神的にも肉体的にも極度のストレスにさらされている結果です。このレベルの運動は文字通り「命を削る」挑戦なのです。

もしも健康のために運動をするのであれば、やり過ぎは逆効果です。

また特定のスポーツをすると、特定の筋肉だけをたくさん使うことになるので、体全体のバランスを維持するにはよほど気をつけなければなりません。

一番よいのは、何かのスポーツをするよりも、日常生活でできるだけ体を動かすように心がけることです。車に乗らず歩くとか、毎日こまめに掃除をするとか、犬の散歩に出かけるなどです。満遍なく体を使うようにすることが意外によい運動になるのです。

ストレスと免疫

普段から飲食物に気をつけ、規則正しい生活をしていても、アレルギー疾患にかかる人は少なくありません。

私が診療した患者さんの中にも、きちっとした生活をしていて、食習慣も申し分ないのに、アトピー性皮膚炎やアレルギー性鼻炎にかかってしまった患者さんがいらっしゃいました。

このような人に免疫暴走が起きるのは、大抵の場合、ストレスのせいだと考えられます。

ストレスには**肉体的なストレス**と**精神的なストレス**があり、どちらも免疫暴走の原因となります。

●肉体的ストレス

肉体的なストレスは、病気、ケガ、やけど、疲労、暑さ、寒さ、睡眠不足、騒音などが原因になります。

出産後に体質が変わったとか、出産後にアレルギー疾患などの免疫暴走が始まったという人の話を聞いたことはありませんか？

出産直後、小さいお子さんの育児中の女性は、疲労、睡眠不足に陥りやすいので、免疫暴走も起きやすいのです。

また、暑さ寒さの中で疲労することが多い仕事も肉体的なストレスになります。ただし、もともと屋外で作業をするタイプの仕事では、監督する立場の人が人間の体の限界をわきまえているケースが多いので、あまり心配する必要はありません。むしろ暑い屋外をスーツ姿で歩き回る仕事の方が、知らず知らずのうちに限界を超えてしまうこともあるのでご注意を。

●精神的ストレス

現代社会では、肉体的なストレスよりもさらに大きな問題は精神的なストレスです。

学生、児童であれば入学、成績不振、いじめなどがストレスの原因となります。

社会人であれば、失業、退職、残業、夜勤、セクハラ、パワハラなどが原因となります。最近では昇進をストレスに感じる人も増えているようです。

仕事上のストレスは、パワハラや意図的なプレッシャーがない場合にものしかかってくることがあります。わたしが診療していた中国では、駐在員の方からよく次のような話を聞きました。

日本と中国では仕事の流儀が違う。それにもかかわらず、日本にいる上司はその違いを無視して日本のやり方を押し付けてくるから、駐在員は日本の上司と現地の社員との間で板ばさみになってしまう。

上司にも現地の社員にも悪気はないのですが、流儀や習慣の違いのせいで現地の管理者は非常なストレスを感じているのです。このような状況が不眠や慢性的な下痢の原因になっている患者さんは少なくないのです。おそらく日本国内にも同じような悩みを抱えている方がいらっしゃるはずです。

また家庭内にもストレスの原因はあります。

家庭内暴力のような極端なケースはもちろんですが、家族との別居や死別、子供の独立、離婚なども精神的なストレスになります。もちろんペットロスも、家族の喪失と同様のストレスになることがあります。

さらに転居、転校、転職、転勤などの**「環境の変化」が、意外に大きな精神的スト**

レスになることもあります。

日本から海外に引っ越した途端に、今まで何でもなかったお子さんがアレルギー性鼻炎になったというケースも少なくありません。転居は、おとなにとっては何ともなくても、お子さんにとっては大きなストレスになることがあるのです。

大きな環境変化の前後には、お子さんの免疫が暴走しないように気を配る必要があります。

●ストレスが免疫を暴走させる

アレルギーや自己免疫疾患の発症そのものがストレスのせいだと疑われるケースは多々あります。また、アレルギーや自己免疫疾患の症状がストレスによって悪化するという患者さんは非常にたくさんいらっしゃいます。

では、なぜストレスは免疫暴走を引き起こし、悪化させるのでしょうか?

すでにご紹介したように、ストレスは体内でアドレナリンを分泌させ、この結果、免疫は活性化された状態になります。免疫が極度に活性化された状態が続けば、免疫が暴走して病気になってしまうのです。

ストレスと免疫暴走

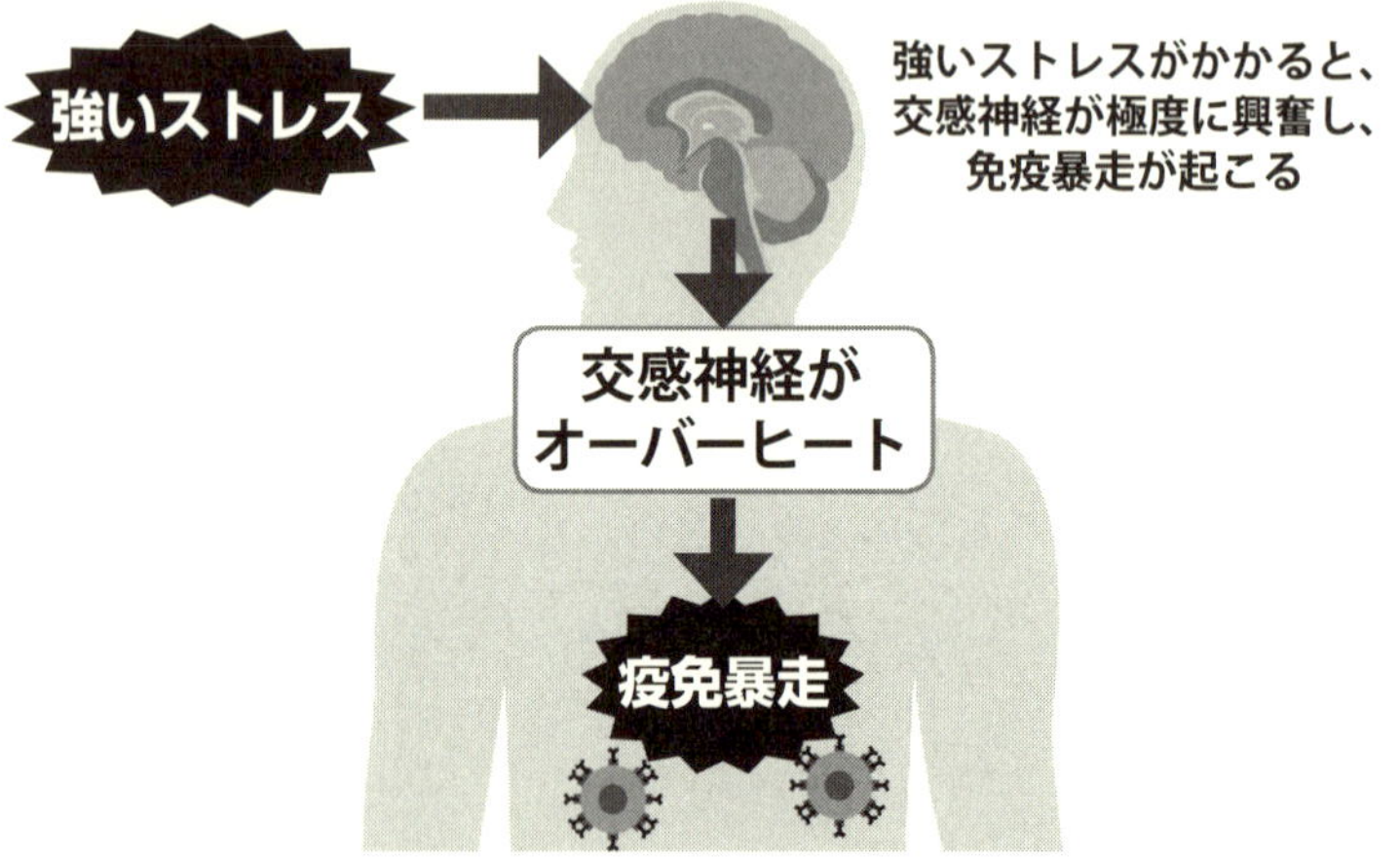

強いストレスがかかると、
交感神経が極度に興奮し、
免疫暴走が起こる

人間、生きていればストレスとは無縁ではいられません。ですからストレスを感じた途端に病気になるのであれば、私たちは全員病気になってしまいます。そうなっていないのは、ストレスにも程度の差があるからです。

ストレスが免疫暴走を引き起こし、アレルギーや自己免疫疾患の原因になるのは、ストレスが一定のレベルを超えたときなのです。

もしもストレスのせいで病気になったり症状が悪化したりしたら、そのストレスのレベルは体が耐えられる限度を超えています。気力では我慢できていても、免疫バランスはすでに崩壊し始めているのです。

そのようなときには、どうやって我慢するかではなく、どうすればストレスがなくなるかを考えなければいけません。

ストレスが対人関係から来るのであれば、あなたにストレスをかける人は、あなたに暴力をふるっているのと同じです。

あなたを見れば殴りかかってくるような人がいたらどうしますか？　そんな人は避けるのが当然でしょう。限度を超えたストレスをかけてくる人がいれば、そういう人を避けるのが正しいのです。

例えば、いじめられたら学校に行かないのが免疫バランス論からは正解です。ストレスがあっても我慢し続けるという対応は、精神論としてはありうるかもしれませんが、もしも免疫暴走が起きているなら、すでに限界を超えていますし、免疫暴走が起きてしまうと、元に戻すのは大変だからです。

同じような理由から、体に影響が出てしまうほどのパワハラ環境があるなら、転職先を探すのが、免疫バランス論としては正しいのです。

生活がかかっているのだから、職場でのストレスは我慢するしかない、と思う人もいるかもしれません。しかし、もしも毎日職場で殴られたら、さすがにそんな会社は辞めますよね。**度を越えたストレスは、免疫バランスを崩壊させ、殴られるよりもやっかいな病気をもたらすのです。**

世の中、他人を病気に追い込むほどひどい人はそうそういませんから、もしもそんな人が会社にいたら、さっさと辞めて違う会社に行くべきです。

●ストレスの発散

ストレス対策として「溜め込まない」のも重要です。言い換えればストレスの発散ですね。

笑いや適度な運動が免疫暴走を軽減すると言われていますが、これはストレス発散効果があるからだと考えられています。

全てを忘れて意識を集中できる趣味を持つことも、ストレスを忘れるという意味で効果的です。

私の知り合いの社長さんで、パチンコが趣味の人がいます。

この人は大変なお金持ちなので、ギャンブルとしてパチンコをしているのではないのです。パチンコをしていると仕事のことを忘れることができるので、わざわざそのためにパチンコをするのだそうです。

この社長さんは気分転換の効果があることを自覚してパチンコを打っているので、多少は負けてもよいつもりなのですが、パチンコの収支用に作っている銀行口座はトータルで黒字だそうです。こういう人は珍しいですね。

気分転換になるなら、パチンコに限ることはありません。囲碁でも将棋でもよいのです。仕事の世界とは完全に違う趣味を持つことは、免疫バランスの維持にとって、意外に大切な効果を持っているのです。**「仕事一筋」は、免疫バランス維持という観点からは、あまりお勧めできません。**

思いがけず退職する状況に追い込まれることは大きなストレスになりますが、どうしても耐えられなくなって自分の意思で会社を辞めたとたんにアレルギーが治ったという人もいます。過度なストレスがいかに体に悪影響を及ぼすかを如実に物語っていますね。

ちなみに会社を辞めてアレルギーが治る患者さんがいるのは、医師のあいだではよく知られた「アレルギーあるある」です。

腸内細菌と免疫

近頃よく耳にする**「腸内細菌」**は免疫暴走とどのような関係があるのでしょうか。

腸内細菌は免疫力を強めると思っている人は多いようです。その一方で、腸内細菌は花粉症やアレルギー性鼻炎、アトピー性皮膚炎などの症状を改善するという話も耳にしたことがあるのではないでしょうか？

考えてみると、これは矛盾です。**もしも腸内細菌が免疫力を強めるなら、免疫暴走であるアレルギーや自己免疫疾患の症状は悪化してしまうはず**だからです。

実は、腸内細菌は、免疫力を強めるのではなく、免疫力を抑制するＴｒｅｇを増やし、免疫の暴走を防いでいるのです。この研究成果は、最近ではインターネットでも公開されています。

「腸内細菌が免疫力を強めるからアレルギーが治る」と的外れなことを書いてあるウェブサイトもありますが、そのようなウェブサイトではなく、研究者が発表している一次情報をご覧になれば、正しい情報が手に入ります。

腸内細菌がアレルギーを改善するといわれている理由を簡単にご説明しましょう。ある種の腸内細菌は、Ｔｒｅｇ細胞を誘導する（作り出す）遺伝子Ｆｏｘｐ３のスイッチを入れる物質を作ります。

この結果、私たちの腸ではたくさんのＴｒｅｇ細胞が作られます。Ｔｒｅｇ細胞は、別名**「制御性」Ｔ細胞**と呼ばれる細胞です。つまり免疫が暴走しないように、免疫力を抑える働きを持つ細胞なのです。この細胞の働きによって、免疫暴走であるアレルギーの症状が改善すると期待されているのです。

しかし腸内環境を整えるとされている食品やサプリを飲んでも、アレルギーが治らないという人も多いのではないでしょうか。

腸内細菌が免疫システムと非常に深い関係があることが分かってきたのは最近のことです。現段階では、腸で誘導されたＴｒｅｇが、鼻炎や皮膚炎をどれだけ改善することができるかは、未知数だといってよいでしょう。

ただし、**免疫バランス維持のためには、腸内細菌が不可欠であることは間違いありません。**腸内細菌が全くいない無菌マウスは、非常に免疫暴走を起こしやすい状態になることが知られています。

腸内細菌が免疫暴走を抑制するしくみ

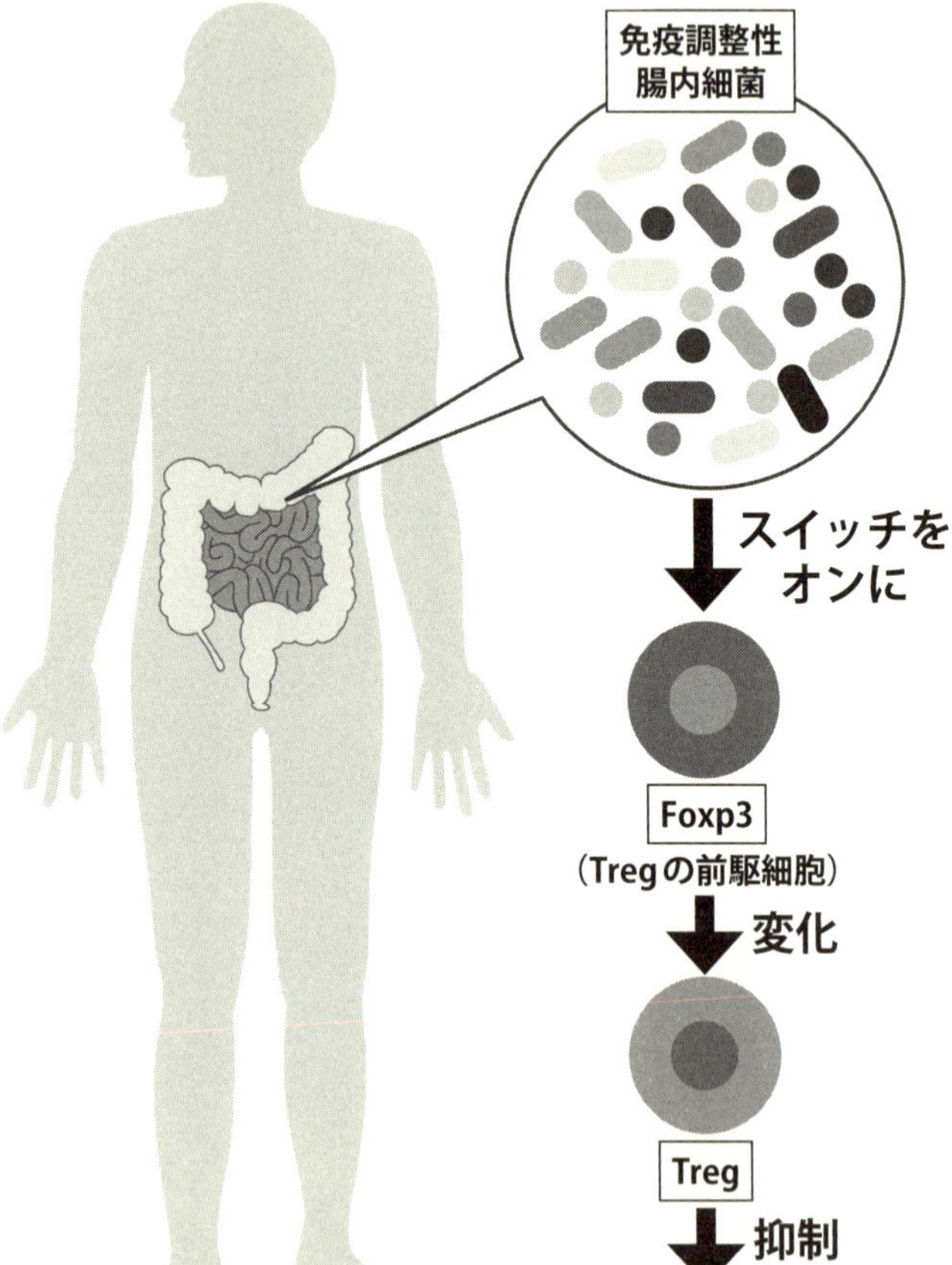

動物の腸内には細菌がいるのが自然であり、そのような前提で動物は進化してきているのですから、突然、腸が無菌状態になると、敵を見失った免疫が暴走してしまうのです。

免疫暴走を防ぐためには、腸内細菌を殺してしまう抗生物質を極力使わないことや、腸内環境を整えるために、食物繊維をたくさん摂取することが必要です。

体温と免疫

体温を上げると免疫力が強まるという話はみなさんも聞いたことがあるはずです。実際に体温は免疫力に影響を与えます。

しかし、**単純に高ければ良い、低ければ悪い、というわけではありません。**

体温と免疫力についての基本認識として大切なのは、**もしもあなたが平熱のときに特に問題がなければ、その平熱のときのあなたの免疫バランスは「ちょうどよい」状態である**ということです。

無理に体温を上げようとすると、免疫バランスが崩れてしまう危険性もあることに注意してください。

例えば、アトピー性皮膚炎の患者さんが熱いシャワーを浴びたり、スパイシーな食べ物を食べたりすると、かゆみが強くなったり、赤みが増したりします。体温が上がると免疫力が強まり、免疫反応である炎症が悪化してしまうからです。

また、逆に体温を下げれば免疫力が低下し、免疫暴走はおさまる、というわけでもありません。そう単純ではないのが免疫システムの複雑なところです。

例えば、自己免疫疾患の代表である関節リウマチでは、体を冷やすと症状が悪化することが知られています。体温が上昇する入浴は、むしろ症状改善の効果を持つのです。

ただし炎症がおさまっていないときは、やはり入浴は控えるべきだとされています。また熱いお湯や長時間の入浴ではなく、ぬるめのお湯で短時間の入浴が勧められています。温度は41℃までが好ましく、入浴時間は長くても30分以内にとどめるべきでしょう。

入浴には、体温が上がることによって免疫力が上がり、免疫暴走を悪化させる危険性があることは事実ですが、血行促進や、ストレス解消効果もあるので、免疫暴走への影響はプラスとマイナスがあるのです。

プラスマイナスの収支は微妙ですから、熱い湯につかったりすると、そのことによってマイナス面が強く出て、アレルギーが悪化することもあります。熱い湯は交感神経を刺激することからも、免疫暴走を悪化させる危険性が高いのです。

このように体温と免疫の関係は一概に言えるほど単純ではありません。また、何度が最も適した体温だともいえません。**人によって背の高さも体重も脈拍も血圧も違います。体温にだけ、誰にでも共通の「適正値」があるはずはないのです。**

平熱が低い人の中には、免疫力が弱くてがんになりやすいのではないか、と心配する人がいますが、もしもそれが事実なら、すでにがんになっているはずです。がんになっていないのは、平熱が低くても、免疫システムが毎日できるがん細胞をせっせと排除しているからです。つまり現在の状態で十分にがんを防いでいるのです。

以前から平熱が一定していて、かつ、がんにかかっていないなら、平熱が平均値より低くても心配する必要はありません。

もしも以前の平熱と比べて急に体温が低下した場合には、大きな体調の変化があった可能性があり、免疫バランスにも影響が及ぶ危険性があります。

このような時こそ警戒すべきです。以前と比べて何か変わったところはないか、思い当たることを書き出して、医師に相談すべきです。

体質と免疫暴走

免疫暴走には体質も関係します。

例えば関節リウマチの場合、一卵性双生児の一方が関節リウマチになった場合に他方が発病する確率は15から30パーセントもあると言われています。

しかし逆に言えば70パーセント以上の人は遺伝的に全く同じ体であっても、関節リウマチを発病しないのですから、遺伝、つまり体質の影響は絶対的なものではありません。**免疫暴走が発生するかどうかは、持って生まれた体質よりも、生まれてからの環境の影響が大きいのです。**

特に自己免疫疾患は、ある程度の年齢になってから発症することが多いので、大人になってからの習慣や生きざまの違いが大いにリスクを左右していると考えられます。体質は確かに免疫暴走のリスクを高めますが、通常は、免疫暴走は体質だけで起きるものではありません。女性の方が免疫暴走が起きやすいけれども、全ての女性に免疫暴走が起きるとは限らないのと同じです。

しかし、この話をすると、よく次のような質問が返ってきます。

「同じようなものを食べていても免疫が暴走する人と暴走しない人がいます。また、パワハラ上司の部下が全てアレルギーになるとは限りません。これは体質の違いによるものではないのでしょうか？」

もちろん体質も無関係ではないでしょう。

しかしそれ以上に、生活のリズム、睡眠の質、ストレス発散ができない環境、さらには喫煙など、免疫バランスを悪化させる要因が重なることが、免疫暴走のリスクを高めている可能性に注意する必要があります。

体質は変えられませんが、免疫暴走のリスクを減らす生活習慣は自分自身でコントロールできます。

ストレスが多いときこそ、免疫暴走のリスクを減らし、アレルギーや自己免疫疾患から自分自身の体を守ることが大切なのです。

5章

最強の免疫暴走予防は早寝だ！

夜行性と昼行性

フクロウ、ネズミ、コウモリ、ハブ。この4種類の動物には共通点があります。何だか分かりますか？

どれも夜行性の動物なのです。夜行性の動物は、原則として夜間に活動し、昼間は寝ています。

ご存知かもしれませんが、昼間に活動するイメージがあるネコも本来は夜行性の動物です。そういえば、ネコは昼間ごろごろしているなあ、と思い当たる人もいらっしゃるでしょう。その一方で、昼間でも活発なネコがいるのは、ネコがヒトの生活リズムに慣れたせいだといわれています。

夜行性の動物の中にも、昼間はほとんど動かない動物もいれば、ある程度は活動する動物もいるのですが、ネコはもともと昼間でもある程度活動するタイプの夜行性動物だったのでしょう。だからこそ人間のパートナーになることができたのです。

では、夜行性の反対を何と言うかご存知でしょうか？

あまり耳慣れない言葉ですが、**昼行性**《ちゅうこうせい》といいます。

ヒトは昼行性の動物です。

ヒトの体は昼間活動して、夜は休むようにできているのです。ですからヒトの目は暗いところが苦手ですし、聴覚も夜行性の動物ほどには発達していません。

ヒトは本来は夜活動するのが苦手な動物なのです。

ところがテクノロジーの発達によって、私たちの環境は夜でも明るくなりました。日が暮れてからが本当の活動時間の始まりだという人も多いのではないでしょうか。

もともと昼行性であったヒトは、むしろ夜行性の生き物のように暮らしているのです。

しかし**このような現代日本人の生活は、動物としてのヒトの本来のリズムからかけ離れた生活**なのです。動物としてのヒトの本来のリズムは、日が出れば目覚め、日が暮れたら休息するというものです。なぜそう言えるのか、引き続きご説明しましょう。

人間は本来「早寝早起き」動物

朝、光を浴びることによって、体のリズムがリセットされるという話を聞いたことはありませんか？　これは事実です。ではなぜ光を浴びることによって、体のリズムがリセットされるのでしょうか？

それには**メラトニン**というホルモンの働きが関係しています。メラトニンは体を「睡眠モード」に変えるホルモンです。メラトニンの働きにより脈拍・体温・血圧などが低下して、体はリラックス状態に導かれます。

このメラトニンにはスイッチがあります。そうです。**光がメラトニンのスイッチになっている**のです。

ただし、スイッチといっても、光はメラトニン分泌を「切る」スイッチです。光を浴びるとメラトニン分泌のスイッチがオフになり、メラトニンの分泌が抑えられます。そうすると体も意識も覚醒し、活動的になるのです。

逆に暗くなると再びメラトニンが分泌され、意識も体も休息モードに入ります。ヒトの体は光を浴びると睡眠モードが解除されて活発化し、光の刺激がなくなると睡眠モードに入るように作られているのです。ヒトが昼行性動物なのには、ちゃんとした理由があるわけです。

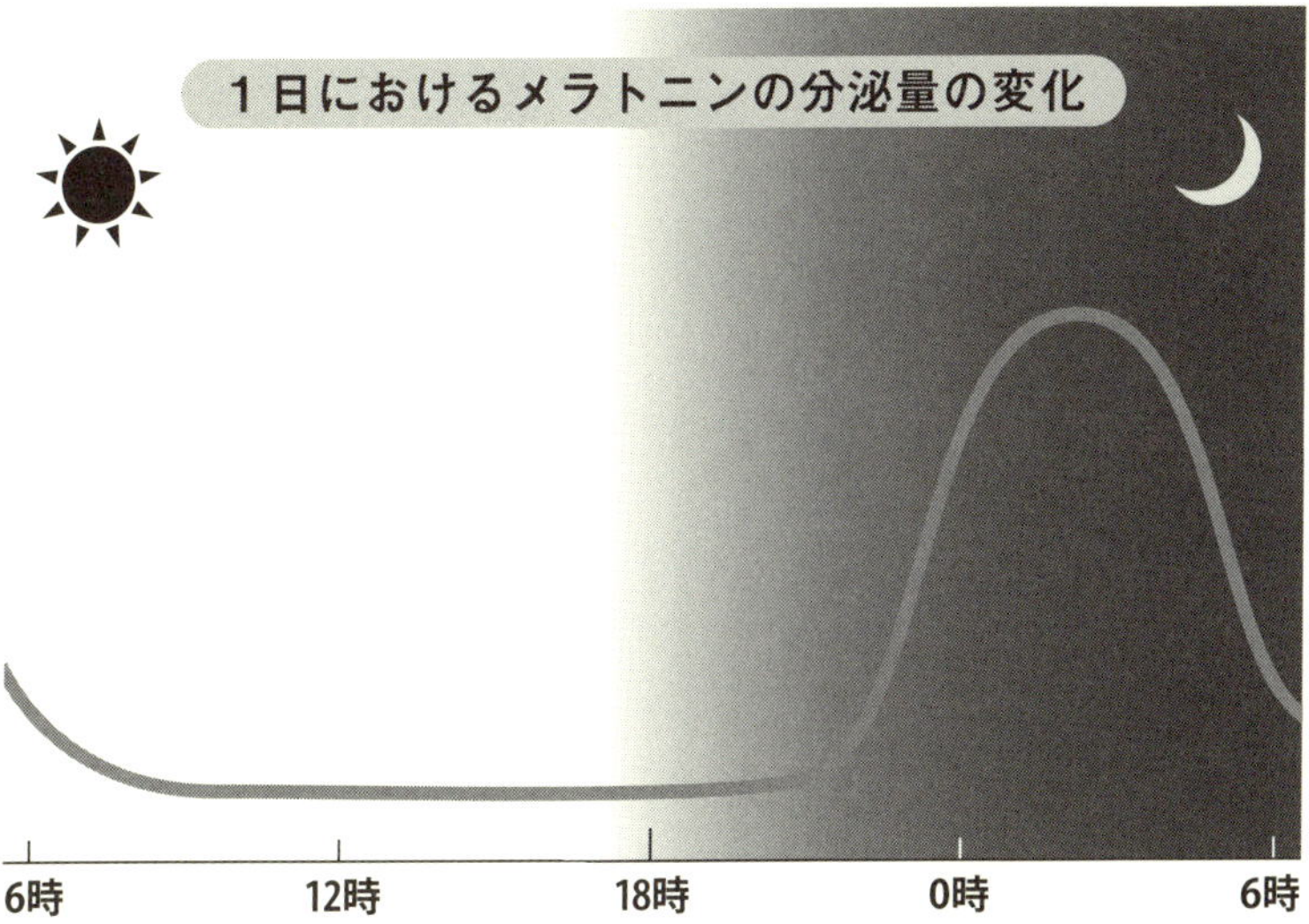

人工的な光がない時代には、太陽光だけがメラトニン分泌を調整するスイッチになっていました。

ですから**人間の体はメラトニンを通じて夜昼のリズムとシンクロしていたのです。これがヒトの本来の姿なのです。**

ヒトの体は日が暮れれば休息し、日が昇れば活動を開始するようにできています。このリズムは自律神経ともシンクロしていますし、もちろん免疫システムともシンクロしています。

つまり**ヒトの体は日が暮れれば休息し、日が昇れば活動を開始するような状態のときに、自律神経のバランスも**

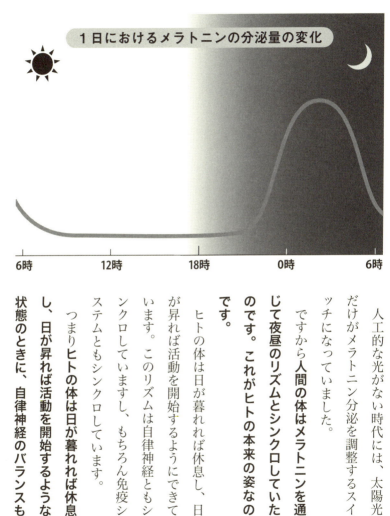

免疫の状態も本来の状態、つまり、ちょうどよい状態になるようにできているのです。

しかし動物は本来のリズムで生活するとは限りません。ネコが昼間の活動に慣れているように、ヒトも夜の活動に慣れています。それでも多くの人は健康そうに暮らしています。生き物の体には順応性があって、本来のリズムから外れたとしても、それですぐに病気になるとは限らないのです。

しかし、**もしもあなたの体に免疫暴走が起きているなら、あるいは免疫暴走のリスクが高いなら、体のリズムをできるだけナチュラルなリズムに戻してやることが大切**です。

自然のリズムに反するから病気になる

私が中国で学んだ漢方の根本思想には**「整体観念《せいたいかんねん》」**という考え方があります。

こころと体は一体だ、体と自然は一体だ、ヒトの心身は森羅万象の一部だ、という意味です。

すでにご説明したように、ヒトの体は自然のリズムとシンクロしています。自律神経のバランスと昼夜のリズム。休息・活動のリズムと夜と昼のリズム。女性の血のコンディションと月の満ち欠けのリズム。ヒトの体のリズムは自然のリズムに同調して変化しているのです。

漢方はヒトの生活が自然のリズムから外れれば、体の中のさまざまなリズムやバランスに変調が現れることに気が付いていたのです。

もしあなたの体が自然のリズムに反しているせいで病気になってしまったのなら、病気を抑えこむことだけを考えるのではなく、あなたの体を自然のリズムに同調させることが大切です。

ヒトの体が持つ本来のリズムに帰ること、つまり自然とシンクロしたリズムに戻ることは免疫バランスだけではなく、健康維持にとって非常に大切なことなのです。

人間は昼行性動物ですから、本来は暗くなったら休息し、明るくなったら活動をする生き物です。つまり本来の人間の生活リズムは早寝早起きなのです。夜になれば眠くなり、朝になると自然に眼が覚めるのが本来の姿なのです。

しかしこのリズムのスイッチが光であることを思い出してください。

夜中に強い照明の中にいると、メラトニンの分泌が抑えられ、なかなか眠くならないのです。人工的な光によって体内時計の働きが乱されてしまうのです。夜遅くまで起きていることは百害あって一利なしです。

ヒトの体は覚醒しているときと睡眠中では自律神経の状態やさまざまなホルモンバランスが異なります。体内時計が乱れれば自律神経やさまざまなホルモンバランスも乱れてしまいます。もちろん免疫バランスも乱れ、ひどい場合には免疫暴走を引き起こすのです。

「早寝」は驚くほどあなたの体調を改善する

体内時計の乱れが自律神経のバランス、ホルモンのバランス、免疫バランスに悪影響を与えるのはいうまでもありませんが、それだけではありません。

寝ているあいだは、不安、恐れ、怒りなどの不健康な情緒に悩まされる心配もないのですが、起きていればそれだけで精神的なストレスから逃れられないこともあるのです。

嫌なことがあった日に、そのことが頭から離れないという経験は誰にでもあるでしょう。夜更かしなどしていると、その嫌な気分もなくなりません。寝てしまえば嫌な気分も感じなくて済むのです。

寝るべきときに寝て、起きるべきときに起きれば、自律神経も、さまざまなホルモンバランスも、免疫のバランスも本来のあるべき状態に戻っていきます。

また、そうすることによって睡眠の質も高まり、ストレスからも開放されます。ただ単に早く寝て早く起きるだけで、体の本来のリズムを回復することができるのです。このメリットは計り知れません。

現代の日本人が早寝早起きを実践すると、ほぼ100パーセント体調がよくなります。それは考えてみれば当然です。

早寝早起きの逆は何でしょうか。「遅寝遅起き」だと思いますか？

違います。社会人や学生は「遅起き」できません。ですから**夜更かしをする人は「遅寝早起き」になってしまい、睡眠不足で、いつも何となく体調が悪い**のです。

早寝早起きを実践すると、体のリズムが自然のリズムとシンクロするだけではなく、睡眠時間も十分に確保され、昼間の活動も活発になります。体調だけではなく気分も前向きに変わってくるのです。

わたしは「何となくだるい」という患者さんには早寝早起きを勧めてきました。そんなことでこの体調不良が治るわけないだろ。話を聞いたばかりの患者さんはたいていそういう目をします。しかし**実際に早く寝るようにすると、ずっと治らなかった「だるさ」が驚くほど改善するのです。**

何となく本調子ではない、やる気がでない、以前の積極性がなくなったという人は、ぜひ早寝を試してみてください。

漢方医だけが知っている快眠の秘伝

早寝早起きが体に良いとしても、なかなか眠れないでお困りの方もいらっしゃるでしょう。

アレルギー性疾患の患者さんや、自己免疫疾患の患者さんは病気の症状のせいで、睡眠の質が低下する場合もあります。

そのことによって免疫暴走がさらに悪化すると、そのせいでますます睡眠の質が悪化するという悪循環に陥ってしまいます。

また、精神的なストレスを感じている人は、いろいろ考えてしまって、なかなか眠れないこともあるでしょう。

眠りたいのに眠れない。そのような場合には、どうすればよいのでしょうか？

漢方の思想の中に**「陰陽互根《いんようごこん》」**という考え方があります。陰と陽はお互いに相手を必要としているという意味です。

陰陽理論は男・女、昼・夜のように相互に対立する性質を持つもの全てに当てはまるのですが、そうした関係は単なる対立ではなく、実は、お互いに依存し、助け合っているのだという教えが陰陽互根です。

陰陽互根の内容として**「陽生陰長《ようせいいんちょう》」**という関係があるとされています。これは対立するように見えるふたつの要素は、片方が強く大きくなると、もう片方も強く大きくなるという意味です。

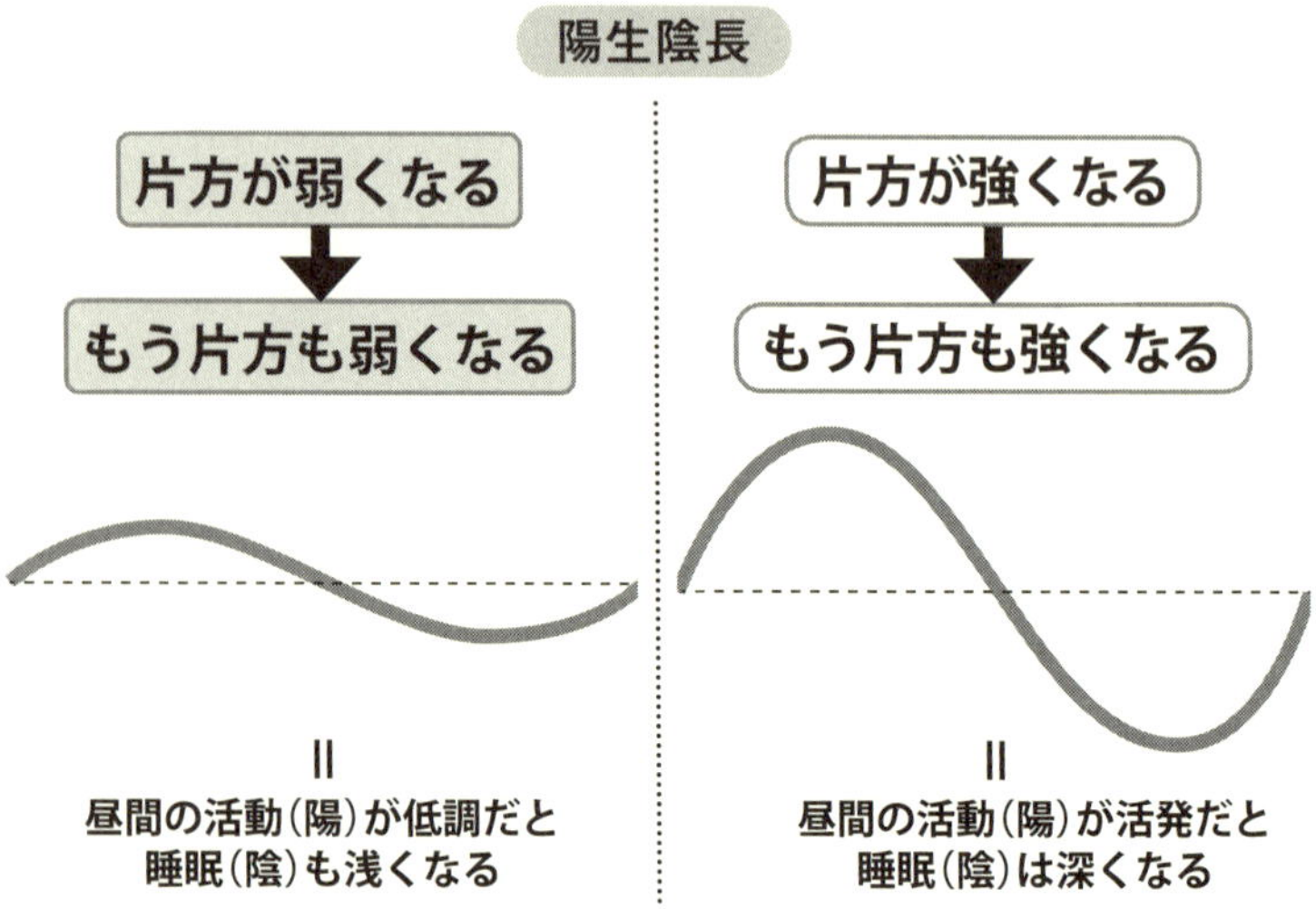
陽生陰長
片方が弱くなる
もう片方も弱くなる
＝
昼間の活動（陽）が低調だと
睡眠（陰）も浅くなる
片方が強くなる
もう片方も強くなる
＝
昼間の活動（陽）が活発だと
睡眠（陰）は深くなる

逆にいえば、対立するふたつの要素は、片方が弱くなると、もう一方も弱くなってしまうのです。

悲しみが深ければ喜びも大きくなる。大きな苦労をすれば成果も大きくなる。陽生陰長は、こうした人生論を表しているともいわれますが、漢方医学の世界では睡眠不足の治療の方法を示しているといわれています。

陰陽理論で、睡眠は陰。覚醒は陽です。陰は休息を表し、陽は活動を表すからです。

もし陰、つまり睡眠を深くしたいなら、陽、つまり昼間の活動を活発にすればよいというのが陽生陰長の考え方です。

眠れないときには「どうすれば眠れるか」を考えるのではなく、活動しているときに「もっと活発になるように心がける」ことで、自然に眠りが深くなるというわけです。睡眠不足の人は、昼間は眠くてだるいことが多いのです。

陰陽理論によると、陰（睡眠）が弱まると、陽（活動）も弱まってしまうのです。昼間の活動（陽）が鈍いから、夜の眠り（陰）も浅くなると言い換えることもできます。

一度このような状態になると、昼間はだるく、睡眠は浅いという状態がいつまでも続くことになってしまいます。

このような場合には、昼間に眠くても活発に活動し、行動する必要があります。**陰陽理論でいえば、まず陽（昼間の覚醒度）を強く大きくするのです。そのことによって陰（夜の睡眠）が深く充実したものに変わるのです。**

睡眠の質が低下し「昼間だるい」モードに入っている人には、最初はつらいと思いますが、2、3日がんばればモードが変わりますので、ぜひ試してみてください。

免疫暴走の症状で眠れない場合は、症状を悪化させる原因を減らすことにも気を配る必要があります。

アレルギー疾患であれば、寝具に掃除機をかけてアレルゲンを減らし、症状の悪化を防止します。

また熱いシャワーや入浴は皮膚のかゆみを悪化させたり、交感神経を刺激して入眠の妨げになりますので、ぬるめの湯に慣れるようにしましょう。

さらに症状を抑える薬は医師の指示通りに服用するべきです。確かに薬にはメリットとデメリットがあり、薬のデメリットに警鐘を鳴らす情報が氾濫していますから、怖くなって自己判断で薬を中止する患者さんもいらっしゃいます。

しかし、**薬を飲まずに、かゆみを我慢して睡眠不足になるよりも、薬を飲んでぐっすり眠り、体の調子を全体的に改善した方がメリットが大きい**のです。

それから、入眠前に眠りやすい状態に持ってゆくのも大切です。テレビやゲームの光刺激は、メラトニンの分泌リズムを乱して、体を眠りづらいモードに変えてしまいます。

同じような理由から、明る過ぎる環境では体は入眠モードになりません。寝る前は間接照明や暗めの照明で体を眠りやすい状態にすることが大切です。

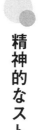

精神的なストレスで眠れない場合

人間関係や仕事上の悩みがあって眠れない人も少なくありません。

睡眠不足が原因で体調が悪化しているような「重症」の方の中には、やれることは全部試したけれども眠れない、という方もいらっしゃるでしょう。

そのような場合には、すぐにお近くの病院に行くことをお勧めします。

原因は「あの上司」、「会社の無理なノルマ」、「ママ友との人間関係」なのに病院に行っても仕方がない、と考えるのは間違いです。

医師にとっては、こういう原因で体調を悪くしている患者さんは珍しくはありません。精神科の医師なら、薬だけでなく適切なアドバイスをしてくれます。

精神科のハードルが高ければ内科を受診してもよいでしょう。最低でも睡眠導入剤を処方してくれますので、眠れるようになります。それだけでも睡眠不足で体に負担がかかるよりはずっとましです。

睡眠不足は軽いうちに手を打つのが鉄則です。

睡眠不足くらいで病院に行くなんて大げさだと感じる人もいるようですが、放置してしまって免疫暴走が起きてからですと、治療には非常に長い時間がかかります。そうなる前に治療を始めれば、短い時間で問題を解決できることが多いのです。

睡眠は非常に大切であること、睡眠の乱れは取り返しのつかない免疫暴走を引き起こすこともあること。このことをしっかり認識し、不眠をナメない。そうすれば、人生の三分の一を占める睡眠の質に気を配ることができるようになり、免疫暴走のリスクを減らすことができるのです。

あとがき

この本で私が一番伝えたかったのは、生命現象の本質はバランスだということです。言い換えれば、健康にとって大切なのは「ちょうどよい」の思想だということです。

生命の持つ力は、何かの要素が突出すれば、それをもとに戻すように働きます。

血糖値が上がり過ぎれば下げようとしますし、下がり過ぎれば上げようとします。体温が上がり過ぎれば下げようとしますし、下がり過ぎれば上げようとします。

生命のメカニズムは私たちの体を常に非常に微妙な「ちょうどよい」範囲におさめようとしているのです。

免疫だけが例外ではありません。

免疫力は必要なときには強まり、敵とともに自分自身の体を傷つけます。その一方で私たちの体には、免疫力が必要以上に強まらないようにするための、いくつもの抑制システムが備わっています。「強ければ強いほどよい」が常識となっている免疫力ですら、実は「ちょうどよい」の範囲におさまらなければ、病気になってしまうのです。

体はナチュラルな状態にあれば、体が自然にちょうどよいバランスをとってくれます。病原体を除去するには十分で、しかも自分自身へのダメージは最小限度。この信じられないほどの絶妙なバランスを私たちの体は自然に保っているのです。

私たちが大切にするべきは、このバランスであり、このバランスを維持する体の能力です。

今現在、バランスが保たれていることの貴重さ、神秘、奇跡に気が付けば、そのバランスを変えてしまおうなどと思うはずがありません。

生命現象の本質はバランスだ。体には「ちょうどよい」状態がある。本書を通じてこのことをご理解いただけたとすれば幸いです。

【著者略歴】

村上文崇（むらかみ・ふみたか）

1970年生まれ。東京大学文学部卒。上海中医薬大学卒。

中国の医師免許取得後、上海の総合病院で診療に従事。

現在は帰国し、漢方、薬膳を研究する養生医学研究協会を主宰。漢方、薬膳、中国の現代文化などに関するコンサルティングを行うTCMediCo代表。

著書に、『読む漢方薬　ストレスに負けない心になる「人生の処方箋」』（双葉社）『知識ゼロからの薬膳入門』（自由国民社）などがある。

また中国の現代文化、伝統医学について、ウェブサイトでも情報を発信している。

著者HP：http://www.tcmedico.com/tcm/ →

「免疫力」があなたを殺す

平成28年2月18日第一刷

著　者　村上文崇

発行人　山田有司

発行所　〒170-0005
株式会社　彩図社
東京都豊島区南大塚3-24-4
MTビル
TEL：03-5985-8213　FAX：03-5985-8224

印刷所　新灯印刷株式会社
URL　http://www.saiz.co.jp　https://twitter.com/saiz_sha

 ISBN978-4-8013-0126-9 C0030